GUIDE

AUX EAUX MINÉRALES

Du département de l'Isère.

Lyon. — Imp. de Louis Perrin.

GUIDE

AUX

EAUX MINÉRALES DU DÉPARTEMENT DE L'ISÈRE

ET AUX

ALPES DAUPHINOISES

PAR

Les docteurs HERVIER, Médecin à Uriage, et SAINT-LAGER.

Géologie et Flore. — Carte géographique et Vignettes.

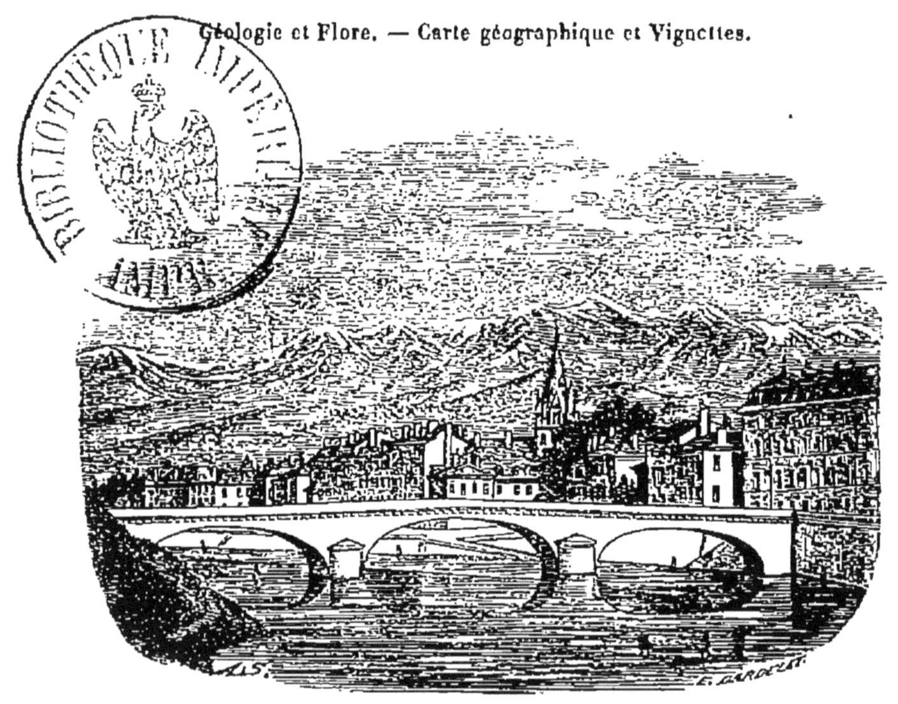

LYON

SCHEURING, 9, rue Boissac.

PARIS

SAVY, 20, rue Bonaparte.

GRENOBLE

MAISONVILLE et JOURDAN, 8, rue du Quai.

1861.

PRÉFACE.

Les eaux minérales sont une des ressources les plus précieuses de la médecine. Une statistique récente évalue à plus de cent mille le nombre des personnes qui fréquentent annuellement les établissements thermaux de France. La vogue des eaux minérales tend à augmenter de plus en plus, sous l'influence de diverses causes au nombre desquelles il faut mettre la facilité toujours croissante des communications.

Il convient de faire deux parts dans les effets des traitements thermaux. La première est celle qui revient à leur action curative intrinsèque ; la seconde est celle qui est due aux circonstances extérieures, telles que l'influence des distractions et du changement de climat et de régime.

Plusieurs personnes habituées à porter un jugement rapide sur toutes les questions, sans examen préalable, n'hésitent pas à mettre sur le compte des agréments du voyage tout ce qu'on raconte des vertus des eaux. Mais a-t-on jamais guéri la goutte, la gravelle, l'hypertrophie du foie, les dartres, en envoyant les malades qui en sont atteints en Italie, en Suisse ou dans le Tyrol? « Jamais, « dit M. Constantin James, la vue d'un « paysage nouveau n'a guéri ni une dartre, « ni une nécrose; et je ne sache pas de pa-« ralysie que l'aspect d'une cascade, si belle « qu'elle soit, ait suffi pour faire disparaî-« tre. »

Néanmoins l'influence bienfaisante des distractions et des bains de l'air pur des montagnes est incontestable. Elle explique, bien mieux qu'une prétendue altération des principes minéralisateurs, la différence qu'on observe entre les effets des eaux transportées et ceux des eaux administrées près de la source. C'est avec raison que Bordeu a pu dire des eaux des Pyrénées : « Nos eaux sont « comme les habitants de nos montagnes; « elles n'aiment pas à quitter leur patrie. »

Il existe sur chaque source minérale du Dauphiné des monographies très-remarquables, dans lesquelles on trouve des dissertations chimiques et thérapeutiques ainsi que la description des principales excursions qu'on peut faire dans les environs de chaque établissement.

La partie médicale de ces livres renferme des détails techniques, précieux pour les médecins, mais inutiles aux malades; au contraire, la partie pittoresque manque de développement, parce que chaque auteur s'est cru obligé de se borner à décrire les environs de l'établissement dont il fait l'histoire, sans empiéter sur le domaine des autres stations thermales. D'où résulte pour les personnes qui désirent étendre le cercle de leurs excursions la nécessité de consulter un grand nombre de livres qu'il est quelquefois difficile de se procurer. Sans doute, ceux qui veulent faire des études complètes sur l'histoire, la géographie, la géologie et la flore du Dauphiné, sont obligés de compulser les divers ouvrages écrits sur cette contrée; mais la grande majorité des touristes, qui se contente de notions générales et superficielles, ne trouve nulle part une description succincte et cependant assez complète des curiosités de ce pays si pittoresque. C'est à combler cette lacune que nous avons employé nos efforts. Nous avons pensé qu'un livre où se trouveraient réunis l'itinéraire aux principaux sites des montagnes dauphinoises et les notions hydriatriques les plus importantes, serait utile aux touristes et à la plupart des personnes qui fréquentent les thermes du département de l'Isère.

Notre ouvrage se divise en deux parties :

La première est consacrée aux études hydrologiques ;

La seconde, aux descriptions topographiques.

Nous avons fait précéder l'histoire des thermes dauphinois de considérations générales sur l'action physiologique des eaux minérales, sur les voies d'absorption, sur les méthodes de traitement et sur l'hygiène.

Il nous a semblé que les hydrologues ont, jusqu'à présent, exagéré l'importance de l'absorption cutanée. Nous citerons, en lieu opportun, les expériences de M. Homolle, répétées par M. Duriau et par nous en les variant de diverses manières, qui démontrent la non-absorption par la peau des substances minérales dissoutes dans les bains. Au contraire, le rôle absorbant des organes respiratoires a été méconnu pendant longtemps. L'attention des médecins est dirigée de ce côté depuis quelques années seulement. Nous croyons que l'atmidiatrie pulmonaire est appelée à devenir une des méthodes thérapeutiques les plus importantes. Aussi avons-nous longuement insisté sur les services qu'elle peut rendre en particulier au traitement thermal.

Malgré les progrès de la science hydrologique, il sera longtemps impossible de donner une théorie qui explique d'une manière satisfaisante l'action curative des eaux. La chimie a fait concevoir l'espérance d'arriver à la solution de ces questions difficiles. Pendant une période de quelques années, les chimistes se sont évertués à doser, avec une patience digne d'éloges, les quantités infinitésimales d'arsenic, d'iode et de brome que contiennent les diverses eaux. On remarquera que, sauf de rares exceptions, ces principes n'existent qu'en proportion impondérable dans la dose quotidienne absorbée par chaque malade. « Il y a plus d'iode, dit M. Her-
« pin, dans une goutte de teinture d'iode

« que n'en contiennent plusieurs litres des « eaux iodurées naturelles les plus char- « gées. » On consomme dans l'alimentation journalière plus de chlorure de sodium qu'il n'en existe dans plusieurs litres de certaines eaux très-justement renommées et dont la minéralisation est due uniquement à ce principe. En outre, si l'on considère qu'une même maladie peut être souvent guérie par des eaux de composition très-différente, on comprendra qu'il ne faut pas se borner à l'étude des propriétés chimiques des sources thermales, et qu'on doit attacher une grande importance aux méthodes de traitement et à l'observation empirique des résultats hydriatriques.

Nous ne prétendons pas que la constitution chimique des eaux soit insignifiante et qn'on puisse, dans tous les cas, remplacer une eau sulfureuse par une eau saline ou alcaline et réciproquement. Nous voulons seulement établir que la composition chimique des sources minérales n'explique pas tous les effets observés, et que, parmi eux, il en est un grand nombre qui ne dépendent pas des substances minérales, mais de l'eau elle-même, de sa température, des divers modes d'emploi et de plusieurs autres circonstances. Ces propriétés sont communes à toutes les eaux, quelle que soit leur composition. C'est en ce sens que M. Durand-Fardel a pu dire que l'hydrothérapie pourrait fournir la plupart des effets que nous retirons des sources minérales. C'est ce qui explique comment une même maladie peut être guérie par des eaux fort différentes.

Pour mieux faire concevoir ce dernier résultat, nous montrerons plus tard qu'un grand nombre de maladies ayant pour origine une altération des fonctions sécrétoires, les traitements thermaux ont surtout pour effet d'aider la nature au rétablissement de ces fonctions et contribuent ainsi d'une manière indirecte à replacer l'organisme sous l'empire des lois physiologiques.

Dans l'étude des modificateurs hygiéniques, nous avons surtout insisté sur les effets salutaires de l'air pur des montagnes et nous les avons considérés comme un des adjuvants les plus utiles du traitement thermal.

Après les considérations générales, nous avons résumé l'histoire des eaux d'Uriage, d'Allevard et de la Motte, les résultats de l'analyse chimique et les indications thérapeutiques les plus importantes.

Nous avons ensuite présenté la composition des autres sources minérales qu'on rencontre dans le département de l'Isère.

Nous regrettons que le cadre de ce livre ne comporte pas quelques développements sur l'hydrothérapie. Nous eussions pu recueillir à Bouquéron et à Noyarey des renseignements précieux. Ces deux établissements, admirablement situés, peuvent être cités comme des modèles d'installation. Ils sont dirigés par des médecins dont le zèle et la science sont au-dessus de tout éloge.

Dans la seconde partie nous avons décrit les excursions qu'on peut faire dans les environs des établisements thermaux. Nous y avons ajouté les itinéraires de la Grande-Chartreuse, de Belledonne et de Taillefer, de l'Oisans, des montagnes d'Autrans, de Saint-Nizier, de Villard-de-Lans, de Pont-en-Royans, des Goulets, de la Salette et du lac de Paladru.

Pour l'intelligence des itinéraires décrits, nous avons mis à la fin du livre une carte géographique suffisamment détaillée.

Enfin nous avons consacré à la géologie et à la flore des montagnes dauphinoises un dernier chapitre destiné aux personnes qui s'occupent de l'étude de ces sciences si intéressantes.

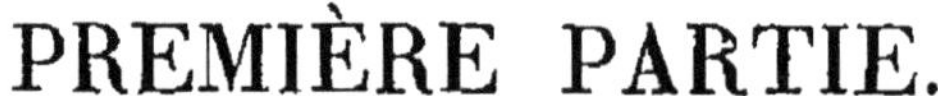

PREMIÈRE PARTIE.

CHAPITRE PREMIER.

—

PROLÉGOMÈNES.

—

Nous avons pensé qu'il serait avantageux de réunir, dans une série de chapitres, les considérations générales sur l'action physiologique des eaux, les méthodes de traitement et les voies d'introduction des principes médicamenteux. Il est évident que, malgré les différences dans les propriétés physiques, chimiques et thérapeutiques que présentent les eaux dont nous faisons l'étude, il existe entre elles des points communs :

1° L'eau, considérée indépendamment des principes minéralisateurs, a une action physiologique et curative qui lui est propre. Il paraîtra singulier aux personnes étrangères à la médecine d'entendre dire que l'eau est un remède. Cependant, si l'on admet que la guérison spontanée de beaucoup de maladies s'opère souvent par des évacuations d'urine et de sueur, phénomènes que les anciens désignaient sous le nom de crises, et si l'eau seule est capable de les produire, on comprendra qu'elle puisse, employée à certaines doses et d'après certaines méthodes, devenir un véritable médicament.

Que l'on consulte les médecins attachés aux établissements hydrothérapiques, et ils répondront que l'eau seule suffit à guérir un grand nombre de maladies, lorsqu'elle est employée avec discernement. Que si l'on suspecte leurs déclarations, qu'on interroge alors les milliers de malades qui se rendent chaque année aux eaux de Plombières, de Néris, de Bains, de Contrexeville, de Pfeffers, de Gastein, de Luxeuil, de Loëche, de Baden-Baden, d'Aix en Savoie, et à tant d'autres qui ne sont guères plus minéralisées que l'eau des rivières, la plupart attesteront les bons effets qu'ils en ont obtenus.

2° Les divers degrés de thermalité sont encore une circonstance commune à toutes les eaux minérales. Ce que nous venons de dire au sujet des effets thérapeutiques de l'eau est surtout applicable à cette modalité particulière. L'eau froide n'agit pas comme l'eau tiède et celle-ci comme l'eau chaude, soit que l'on considère l'ingestion de ce liquide dans les voies digestives, soit qu'il s'agisse de son emploi sous forme de douches et de bains.

3° Quelle que soit la nature d'un agent médicamenteux, il n'existe pour mettre en jeu son influence sur l'économie animale que trois surfaces d'application : le tube digestif, l'appareil pulmonaire et l'enveloppe cutanée. Il suit de là que le théâtre d'action des eaux minérales étant commun à toutes, il y a matière à des aperçus généraux sur cette question.

4° Les méthodes de traitement constituent encore un point commun dans l'étude des eaux minérales. On prend des douches et des bains; on fait usage de l'eau en boisson, soit pour obtenir un effet altérant, soit pour produire la diurèse, la diaphorèse ou la purgation ; on respire les gaz émanés de la source, dans le but de produire une modification locale sur l'appareil pulmonaire ou des effets généraux sur l'organisme.

5° Enfin, par une coïncidence heureuse, les trois principales eaux que nous examinons : Allevard, Uriage, la Motte, présentent des analogies qui nous permettront d'embrasser les deux premières, quand il s'agira de l'influence propre au principe sulfureux, et d'appliquer aux deux dernières ce que nous aurons à dire sur l'action des sels minéralisateurs.

Toutefois, nous aurons soin de faire ressortir les différences qui séparent ces eaux, sous les divers points de vue que nous venons d'énumérer. Il nous paraît que l'étude de nos thermes, ainsi comprise, facilitera l'intelligence de toutes les questions qui s'y rattachent et épargnera au lecteur des répétitions ennuyeuses.

D'ailleurs, il existe des traités spéciaux où chacune des eaux minérales du département de l'Isère est étudiée avec le plus grand soin. Nous n'avons pas la prétention de faire rien qui approche des savantes monographies des docteurs Gerdy, Dupasquier, Niepce, Rigollot, Buissard, Dorgeval-Dubouchet, etc.

Nous avons seulement voulu condenser en quelques pages ce qu'il était le plus essentiel aux médecins et aux malades de savoir sur les thermes les plus fréquentés du Dauphiné.

Nous ne nous abusons pas à l'égard du profit que les baigneurs retireront de la partie technique de notre livre. Nous croyons qu'il en est des livres de médecine entre les mains des malades comme du Code entre les mains des plaideurs. De même que chaque cas litigieux exige l'appréciation d'un homme versé dans l'étude des lois; de même, au point de vue nosologique, ce sont moins les maladies, en général, que les individualités morbides qu'il faut considérer. Il appartient au médecin seul de discerner ce qui convient dans chaque cas particulier.

Et d'abord, les eaux minérales guérissent-elles? Il ne s'agit pas de savoir simplement si un grand nombre de malades, après avoir épuisé les ressources de la pharmacie, ont trouvé la guérison à tel ou tel établissement thermal. La réponse à cette question n'est pas douteuse. Mais à quoi doit-on attribuer ces guérisons? Si, comme le pensent quelques personnes, le changement de vie et de régime, la soustraction du malade aux influences du foyer domestique, l'exercice, l'altitude du pays, l'oubli des affaires, les distractions, le spectacle d'une nature gracieuse ou grandiose, font tous les frais de la cure, il est clair que les eaux minérales ne possèderaient, dans cette hypothèse, aucune efficacité qui leur soit inhérente.

La question posée en ces termes, on rencontrerait déjà beaucoup de gens à esprit éminemment pratique qui, se souciant peu des théories destinées à expliquer le mécanisme de leur guérison, répondraient, sans aller plus loin : « Que nous importe de savoir comment nous avons eté guéris, pourvu que le fait soit incontestable. » Nous n'aurions pas de peine à démontrer que la solution de cette question est du plus haut intérêt; car, dans la supposition de l'inefficacité des eaux minérales, il serait bien plus agréable de faire des voyages qui atteindraient le même but, sans avoir les mêmes inconvénients.

Si grande que soit l'influence des voyages sur le rétablissement de la santé, elle ne suffit pas pour expliquer tous les faits surprenants dont chaque établissement thermal pourrait dresser un long catalogue :

1° Quelques malades, après avoir voyagé sans aucun résultat utile, ont été guéris en faisant usage des eaux minérales.

2° Il en est qui ont parcouru un grand nombre de stations thermales et n'ont obtenu la guérison qu'à tel établissement.

3° Il est des personnes qui, loin d'éprouver ces bienfaits résultant du déplacement et du changement de vie et de régime, sont assez esclaves de leurs habitudes pour s'ennuyer partout ailleurs que dans leur domicile et en vue du clocher de leur pays natal, et, cependant, malgré ces circonstances défavorables, des cures remarquables sont observées chaque année.

Une dernière objection que nous tenons à réfuter est celle-ci : Comment se fait-il que les eaux les plus disparates guérissent la même maladie, le rhumatisme, par exemple ? Nous répondrons que la nature procède par des voies extrêmement simples dans le rétablissement de la santé. Le plus souvent la guérison a lieu par des sueurs abondantes, des éruptions à la peau, des urines copieuses, des déjections alvines, par le retour du flux menstruel. Or, il est aisé de comprendre qu'un grand nombre d'eaux de composition différente produisent également ces résultats. Quant au rhumatisme, puisqu'il peut être traité avantageusement par les douches d'eau chaude et les bains de vapeur, on admettra facilement que toute eau minérale, naturellement ou artificiellement chaude, puisse avoir au moins la même influence que l'eau commune sur l'affection rhumatismale.

S'il arrive souvent qu'une même eau minérale produise des modifications heureuses sur plusieurs maladies, il n'en est pas moins vrai que les thermes les plus renommés sont ceux qui possèdent une spécificité d'action. Ainsi une longue expérience a appris aux médecins que les eaux sulfureuses ont une action spéciale sur les dartres; les eaux salines, sur les scrofules; les eaux alcalines, sur la gravelle, les dyspepsies et les engorgements hépatiques; les eaux ferrugineuses, sur la chlorose.

CHAPITRE II.

—

ACTION PHYSIOLOGIQUE.

—

Boissons.

Les boissons minérales froides ont une action commune qui se traduit d'abord par une augmentation de la sécrétion urinaire; lorsqu'elles sont chaudes, elles produisent de préférence un effet sudorifique, surtout si on a soin de se livrer à une marche rapide ou si, dans le repos du lit, on enveloppe le corps de couvertures.

Au bout de quelques jours d'emploi, il survient souvent un état général d'excitation qu'on a appelé la fièvre thermale. Mais ces phénomènes apparaissent surtout après les bains; nous en reparlerons à leur occasion.

L'influence des doses faibles de boisson

minérale sur les organes digestifs se manifeste d'abord par une augmentation d'appétit. Les doses fortes produisent ordinairement un effet purgatif. L'eau d'Uriage tient le premier rang à cet égard. Il suffit le plus souvent de quatre à six verres pour obtenir des évacuations promptes. Ce résultat ne doit point étonner, si l'on considère que cette source contient par litre près de 4 gr. de sulfates alcalins et 7 gr. de chlorures alcalins. L'eau de la Motte vient ensuite; elle contient 2 gr. 55 c. de sulfates alcalins et 4 gr. de chlorures alcalins. L'eau d'Allevard renferme 1 gr. 90 c. de sulfates, de chlorures, son action purgative n'est pas constante et constitue plutôt l'exception que la règle. Par contre, les mêmes eaux qui, prises en boisson, amènent à des degrés divers des évacuations alvines, produisent chez quelques personnes un effet opposé. La constipation s'observe même à Uriage. Enfin, il est des malades dont les organes digestifs, déjà fatigués, éprouvent de la part des boissons minérales un surcroît d'irritation. Ce fait s'observe surtout à Uriage et à la Motte. Il va sans dire qu'on doit, en face d'une pareille susceptibilité, cesser ou au moins suspendre ce mode de traitement et se borner à l'emploi des moyens externes.

Nous devons signaler une action spéciale exercée sur la portion inférieure du tube digestif par les eaux salines d'Uriage et de la Motte. Nous voulons parler de la propriété qu'elles ont de produire chez quelques individus une fluxion hémorrhoïdale.

Nous connaissons quelques personnes qui éprouvent de la part du sel marin une influence très-marquée sur les vaisseaux hémorrhoïdaux. Lorsqu'il leur arrive de faire usage, même en petite quantité, de jus de viande rôtie, lequel est toujours fort salé, ou bien lorsque leur cuisinière a commis, en assaisonnant le pot-au-feu, quelque *lapsus manûs*, elles ressentent, une heure environ après le repas, une pesanteur incommode vers la région anale. Si ces erreurs culinaires sont répétées plusieurs jours de suite, il se manifeste une turgescence considérable de l'orifice inférieur du rectum, accompagnée quelquefois d'hémorrhagie au moment de la défécation. Dès que ces individus voient apparaître les premiers symptômes, et même aussitôt que le sens du goût les a prévenus des incommodités qui les menacent, ils ont soin d'ingurgiter de grandes quantités d'eau, afin de provoquer, par la voie des urines, l'élimination des particules salines, qui concentrées dans le corps, iraient fixer leur action irritante sur les vaisseaux hémorrhoïdaux dont la susceptibilité est si prononcée chez eux.

Depuis que notre attention a été éveillée sur ce point par les faits que nous venons de citer, il nous est arrivé plusieurs fois de constater la coïncidence d'une fluxion hémorrhoïdale avec l'abus des aliments salés, chez des gens qui cependant n'étaient pas prédisposés, comme les premiers, à cette maladie. Nous croyons que cette corrélation n'est pas assez connue. C'est l'impression qui nous est restée après les recherches bibliographiques auxquelles nous nous sommes livrés à ce sujet.

Lorsque nous traiterons des indications des eaux d'Uriage et de la Motte, nous aurons soin de déduire de ce fait physiologique des conséquences thérapeutiques très-importantes.

Bains.

Les bains froids produisent un sentiment d'astriction immédiat qui varie suivant la température et l'impressionnabilité individuelle. Après leur emploi, un effet tonique se manifeste. Les fonctions de la peau n'en reçoivent pas un surcroît d'énergie, à moins qu'on ne fasse suivre le bain, comme cela se pratique dans les établissements hydrothérapiques, d'un enveloppement du corps au moyen de couvertures.

Les bains chauds (35°) sont d'un usage plus général. Au premier abord, on éprouve une forte bouffée de chaleur qui semble monter vers la tête, la circulation et la respiration s'accélèrent pour revenir bientôt à leur rhythme normal et descendre même au-dessous, au bout d'une demi-heure d'immersion.

Voici le résumé d'expériences faites par M. Buissard, au sujet de l'action des bains de la Motte sur la calorification, la circulation et la respiration.

Avant le bain :

Température du corps . . .	37 1/2
Pulsations par minute . . .	78
Inspirations	18

Dans le bain, après une demi-heure :

Température du corps . . .	37 1/2
Pulsations	64
Inspirations	14

Dans le bain, après une heure :

Température du corps . . .	37
Pulsations	60
Inspirations	14

Les mêmes expériences, répétées par nous à Uriage et à Allevard, ont donné des résultats identiques.

Les bains légèrement chauds déterminent donc une sédation manifeste. Au-delà de 35°, ils produisent une rubéfaction considérable de la peau, la face se couvre de sueur, la circulation et la respiration s'accélèrent, la tête se congestionne : l'effet devient alors excitant.

A la suite des bains prolongés et réitérés, il survient souvent un phénomène désigné sous le nom de poussée. Voici quels en sont les symptômes :

Diminution de l'appétit, enduit blanchâtre sur la langue, urines sédimenteuses, insomnie, rougeur vive, d'abord aux genoux et aux coudes, puis sur le reste du corps et principalement sur le dos, démangeaisons. A la rougeur succèdent bientôt de petites plaques érysipélateuses ou des vésicules qui blanchissent et se dessèchent ensuite en lamelles furfuracées. Parfois on voit apparaître de véritables pustules. M. Rey, de Bouquéron, constatait, après l'emploi de l'eau froide, en 1854, des urticaires; en 1856, des exanthèmes lichenoïdes; et, en 1857, des érythèmes. Les gens à tempérament sanguin voient se manifester de préférence la forme érythémateuse; les enfants et les sujets lymphatiques, la forme vésiculeuse.

On pourrait penser que la durée des bains exerce une grande influence sur l'apparition de la poussée, si l'on considère qu'à Loëche (Valais), qui peut être regardé comme la localité classique de ce phénomène, on a l'habitude de prendre dans la piscine commune des bains très-prolongés. Le premier jour, l'immersion dure une demi-heure ou une heure; le second jour, on l'augmente d'une heure, et ainsi de suite les jours suivants, jusqu'à ce qu'on arrive à rester dans la piscine huit heures en deux séances. On continue de la sorte pendant douze à quinze jours; puis on diminue, successivement et dans la la même proportion, le nombre des heures, de manière à revenir au point de départ.

A Schinznach (Argovie), les bains ne sont ni très-chauds ni de longue durée; et cependant on voit souvent la poussée se manifester au bout de deux jours. Peut-être faut-il attribuer, dans ce cas, cette promptitude d'apparition à la richesse sulfureuse de l'eau de Schinznach, laquelle contient par litre 63,54 centimètres cubes de gaz hydrogène sulfuré. Dans tous les cas, les idiosyncrasies paraissent jouer un grand rôle dans le développement de la poussée.

Si l'on voit, même à Loëche, des personnes chez lesquelles la poussée ne se manifeste nullement, à plus forte raison en sera-t-il de même auprès des thermes du Dauphiné.

Au point de vue physiologique, la poussée peut être considérée comme le terme ultime de l'action d'une eau thermale sur l'enveloppe cutanée et doit être rangée au nombre des phénomènes que les anciens désignaient sous le nom de crises.

Cette manifestation de la fièvre thermale n'est pas indispensable à la guérison. Un nombre considérable de faits l'atteste. On comprend, d'ailleurs, que l'effet révulsif sur la peau puisse se manifester également par des sueurs excessives, non accompagnées d'éruption. En outre, la peau n'est pas le seul émonctoire de l'économie animale, les sécrétions urinaires, biliaires, intestinales et utérines, exagérées ou modifiées, sont d'autres portes d'élimination des principes morbifiques. On admet encore que certains agents médicamenteux jouissent de la propriété de modifier d'une manière intime les phénomènes de sanguification et de nutrition, sans produire aucun de ces phénomènes critiques dont nous venons de parler.

Il est un autre effet fort singulier des bains qui a été signalé par M. Gerdy : c'est leur action purgative. Il est vrai qu'il est fort rare.

Les eaux thermales dont nous nous occupons exercent une influence bien marquée sur la menstruation; elles en accélèrent le retour et en augmentent l'abondance.

De cette action physiologique découle une application thérapeutique importante, car cette fonction joue un grand rôle dans les maladies qui atteignent les femmes. Une autre conséquence à tirer de ce fait, c'est que l'existence des phlegmasies utérines à l'état aigu constitue une contre-indication à l'emploi des eaux fortement minéralisées d'Uriage et de la Motte.

Douches.

La douche est un jet d'eau chaude, tiède, froide, de vapeur ou de gaz, d'une durée de cinq minutes à une demi-heure. La douche est générale ou locale. La force de percussion varie avec la hauteur, qui peut être d'un ou de plusieurs mètres. Pendant qu'un doucheur dirige le jet sur les diverses parties du corps, la tête exceptée, un autre fait des frictions, soit avec la main, soit à l'aide d'une brosse. Parfois, le doucheur exerce sur les membres une compression analogue au pétrissage des boulangers, c'est ce qu'on nomme le massage. Après la douche, le malade est couché dans un lit chauffé à l'avance et enveloppé de plusieurs couvertures. D'autres fois, à la douche d'eau chaude on fait succéder un jet d'eau froide et l'on réitère ces alternatives à plusieurs reprises. C'est ce qu'on appelle la douche écossaise.

Enfin, on nomme douche ascendante les injections d'eau minérale dans les cavités naturelles.

L'action physiologique des douches, de même que celle des bains varie avec la température. Froides, elles sont toniques et fortifiantes; tièdes, elles exercent une influence sédative et émolliente; chaudes, elles produisent une rougeur et une turgescence de la peau, et par suite un effet révulsif.

Les douches écossaises ont des propriétés mixtes dues aux changements brusques de température; elles sont éminemment perturbatrices. Leur effet est la résultante des actions extrêmes.

Bains de vapeur.

Les bains de vapeur consistent en une immersion de la totalité ou d'une partie du corps dans la vapeur d'eau mélangée avec les gaz tenus en dissolution dans la source; ils peuvent être administrés de deux façons différentes : tantôt le malade est assis dans une caisse en bois percée, au niveau du cou, d'une ouverture qui laisse passer la tête. Dans cette disposition, la respiration s'exerce dans l'atmosphère extérieure, pendant que tout le corps, sauf la tête, est plongé dans la vapeur minérale. Les bains de caisse sont conseillés aux personnes à constitution sanguine et pléthorique chez lesquelles on peut redouter la congestion cérébrale, et à celles qui, en vertu d'une susceptibilité particulière, éprouvent dans les bains d'étuve une suffocation insupportable.

Tantôt le malade est placé dans une chambre ou étuve en bois où il est complètement plongé dans une atmosphère vaporeuse.

Les bains de vapeur stimulent énergiquement les fonctions de la peau et provoquent une transpiration abondante. A cette action générale vient se joindre, dans les bains d'étuve, une absorption par le poumon des gaz carbonique et sulfhydrique que renferment les eaux d'Allevard et d'Uriage, et d'une portion des principes fixes que les vapeurs entraînent avec elles. Cette dernière influence appartient également aux trois eaux dont nous faisons l'étude.

Bains de petit-lait.

Depuis longtemps on administre, en Suisse et en Bessarabie, des bains de petit-lait. Depuis quelques années, on les a introduits dans la pratique d'Allevard et d'Uriage. Ce liquide, apporté à l'établissement, marque de 50° à 55° au thermomètre centigrade. On le laisse refroidir dans les baignoires jusqu'à 25°. On emploie environ deux hectolitres par bain.

Le premier effet physiologique de ces bains est une sensation onctueuse sur toute la surface du corps submergée. On ne tarde pas à ressentir un besoin impérieux de sommeil. La circulation et la respiration se ralentissent, les urines deviennent abondantes. L'effet général est sédatif et émollient.

Le petit-lait renferme du sucre, des sels et une matière albumineuse.

Inhalation.

On entend par inhalation, en hydrologie

médicale, un mode particulier d'administration des eaux minérales destiné a mettre en contact avec la muqueuse bronchique les gaz ou les gouttelettes d'eau extrêmement divisées.

Déjà, en 1830, M. Goin, à Saint-Alban, et M. Barrier, à Celles, avaient songé à appliquer le gaz acide carbonique au traitement des maladies de poitrine. En 1840, Lallemand faisait installer au Vernet les inhalations sulfhydriques. A la même époque, M. Bertrand établissait au Mont-Dore un *vaporarium*. Dans l'établissement d'Amélie-les-Bains, on adopta une distribution semblable à celle du Vernet. Vers 1847, M. Niepce fit construire à Allevard un appareil diviseur à chutes successives, alimenté par l'eau de la source, dont la température est de 17 degrés centigrades. Dans une seconde salle, on fit arriver un jet d'eau mêlé d'eau chaude, de manière à obtenir une atmosphère de 27°.

A Aix-les-Bains et à Uriage, on ne tarda pas à suivre l'exemple d'Allevard. Dans la première de ces stations, on a eu soin d'exalter le dégagement du gaz sulfhydrique par une gerbe d'eau chaude.

Enfin, M. Sales-Girons a installé à Pierre-Fonds un appareil qui a pour but d'introduire dans les bronches, non plus le gaz ou les vapeurs, mais l'eau minérale pulvérisée. Une multitude de jets rencontrent des disques métalliques et s'y brisent en remplissant la salle d'une poussière aqueuse.

Il y aurait encore un autre procédé pour appliquer les gaz à la thérapeutique : il consisterait à les chasser de l'eau au moyen de l'ébullition, à les recueillir dans un gazomètre, pour les distribuer ensuite par des tuyaux dans les salles d'inhalation. Un compteur à gaz permettrait de graduer les doses à volonté. On pourrait ainsi créer des atmosphères dont on connaîtrait parfaitement la composition, et, en établissant des compartiments dans les salles d'inhalation, on pourrait varier les doses suivant les cas et les individualités morbides, et éviter les inconvénients inhérents aux réunions nombreuses, et en particulier, la viciation de l'air.

Dans le cas où la source deviendrait insuffisante, il serait facile de fabriquer artificiellement les gaz par les moyens que la chimie a fait connaître. Cette proposition est de nature à soulever de nombreuses protestations. Nous sommes de ceux qui pensent que les gaz sulfhydrique ou carbonique préparés par le chimiste sont tout aussi naturels que les gaz fabriqués dans le grand laboratoire terrestre. Mais alors, dira-t-on, il est possible à chacun d'installer dans son domicile un appareil d'inhalation. Sans doute, cela peut se faire, mais n'est-il pas plus simple d'aller dans un établissement où tout est distribué de la manière la plus commode, où l'on peut prendre des bains, où, laissant de côté les soucis de la vie habituelle, on est tout entier à son traitement, où les charmes d'une société nombreuse et choisie et les émotions puissantes que procure la vue d'un beau pays contribuent pour une certaine part à la rapidité de la guérison.

Les salles d'inhalation actuellement établies présentent plusieurs graves inconvénients :

1° Un excès d'humidité qui augmente avec la quantité d'eau employée et avec la perfection de son mode de division.

2° La viciation de l'air par une réunion d'individus; chacun d'eux exhalant, en une heure, environ vingt litres d'acide carbonique, d'après l'estimation de MM. Andral et Gavarret.

3° Difficulté de doser le gaz destiné à l'inhalation.

La pulvérisation indiquée par M. Sales-Girons pourrait remédier aux deux derniers inconvénients, dans le cas où on aurait autant d'appareils que de malades; mais elle augmente le premier. Elle a, de plus, le défaut de n'être surtout applicable qu'aux eaux salines et de réaliser fort imparfaitement le dégagement du gaz sulfhydrique.

Le premier effet physiologique des inhalations sulfhydriques est la sensation désagréable perçue par l'odorat, puis une dyspnée accompagnée de céphalalgie. Bientôt la respiration devient plus libre et plus ample; les gens asthmatiques sentent la poitrine se dilater avec plus d'aisance qu'à l'air extérieur, la toux diminue, l'expectoration s'amoindrit et devient plus liquide. Nous devons ajouter qu'il est difficile de faire la part due à chacun des éléments qui entrent dans la composition de l'air des salles d'inhalation, puisque, outre l'hydrogène sulfuré, il renferme une énorme proportion d'acide carbonique provenant de l'eau elle-même et de la respiration des malades, et la quantité maximum de vapeur d'eau qui peut être dissoute à la température ambiante, ainsi que de l'eau divisée en gouttelettes extrêmement tenues. Les diverses questions qui se rattachent à l'atmidiatrie pulmonaire exigent encore de nombreuses études pour être suffisamment élucidées.

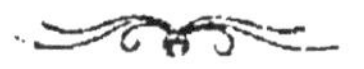

CHAPITRE III.

VOIES D'ABSORPTION DES EAUX MINÉRALES.

Il existe pour les eaux minérales trois portes d'introduction dans l'organisme humain :

1° Les voies digestives.
2° Les voies respiratoires.
3° La peau.

L'importance de leur étude ressort de cette considération que, suivant la nature de l'eau, suivant la maladie et les dispositions individuelles, le mode d'administration doit varier. Certaines eaux offrent une prédominance des principes gazeux (Allevard); d'autres, des principes salins (la Motte); il en est, enfin, qui réunissent à différents degrés ces diverses matières. L'eau d'Uriage se trouve dans ce cas. Il y a donc avantage à employer les premières sous forme d'inhalation, les secondes en boisson, en bains et en douches; les troisièmes sont susceptibles d'être appliquées sous les diverses formes indiquées, suivant la nature particulière des cas morbides.

Quelques aperçus physiologiques sont nécessaires pour l'étude de ces questions.

1° La perméabilité des membranes digestives est suffisamment démontrée par l'absorption journalière des substances alimentaires, par les faits toxicologiques (1) et thérapeutiques. La première condition nécessaire à l'accomplissement de cette fonction est la solubilité actuelle ou possible des ma-

(1) Il existe cependant quelques poisons, tels que les venins et le curare, destiné à empoisonner les flèches indiennes, qui, introduits dans l'estomac, ne produisent pas les effets délétères qu'on remarque à la suite de leur application à la surface d'une plaie, soit que les sucs digestifs dénaturent ces venins, soit par une autre cause mal connue. C'est ainsi qu'on a pu alimenter impunément des animaux avec de la chair arrosée de salive et de sang fournis par des chiens enragés, ou avec la viande crue provenant d'animaux atteints de morve et de charbon. Le venin des serpents peut être avalé sans danger.

tières ingérées. Les eaux d'Uriage, d'Allevard et de la Motte, à ce point de vue, sont éminemment absorbables, car elles ne renferment que des principes solubles. Une seconde condition favorable à l'absorption est la tolérance de l'estomac. L'indigestion, ayant pour conséquence de produire des vomissements et des évacuations alvines, nuit à la fonction qui nous occupe. Nous avons suffisamment insisté, dans le chapitre des méthodes, sur ce fait, et on remarquera que nous en avons déduit des préceptes de la plus grande importance. Nous avons eu soin d'ajouter que la purgation, bien qu'apportant des entraves à la pénétration intime des liquides minéraux, ne l'empêche pas d'une manière complète. L'action de l'acide arsénieux en fournit une nouvelle preuve. L'empoisonnement par l'arsenic s'opère en effet, quoique atténué, malgré les vomissements et les selles qu'il produit. Notons encore deux circonstances favorables à l'absorption gastro-intestinale, nous voulons parler de la vacuité et de l'intégrité des organes dont il s'agit. Un individu à jeun est donc dans de meilleures dispositions à cet égard qu'après un repas. L'état dyspeptique ou diarrhéique contrarie la fonction absorbante. De là naît la nécessité de modifier le traitement chez les gens cacochymes, et, dans tous les cas, de l'administrer au moment le plus favorable de la journée, et surtout à une distance suffisante des repas (1).

2° La perméabilité de la muqueuse pulmonaire pour les gaz et les vapeurs n'est pas douteuse, puisque la respiration animale consiste surtout en un échange de produits gazeux et que les vapeurs du charbon, de l'acide prussique, de la nicotine, de l'éther, du chloroforme produisent, lorsqu'elles sont respirées, des effets qui varient depuis le vertige et l'anesthésie jusqu'à la mort. La vapeur d'eau atmosphérique, lorsqu'elle est abondante, augmente le poids du corps et exagère la sécrétion urinaire.

La rapidité de l'absorption pulmonaire est bien supérieure à celle qui s'opère à la sur-

(1) Les membranes digestives se laissent aussi traverser par les gaz. On en a donné la preuve chez des animaux vivants en emprisonnant dans une anse intestinale, entre deux ligatures, des gaz qu'on a vus disparaître rapidement et quelquefois occasionner la mort. Tel est le cas de l'hydrogène sulfuré.

face gastro-intestinale. Une même dose de chloroforme qui, avalée, ne produit aucun effet anesthésique appréciable, détermine, au bout de quelques secondes, sous forme d'inhalation, l'insensibilité la plus complète. Il suffit de respirer quelques minutes dans une chambre récemment vernie à l'essence de térébenthine pour que l'urine acquière presque immédiatement l'odeur de violette. Les médecins savent tous par expérience que le séjour au milieu des amphithéâtres d'anatomie communique aux liquides excrétés une odeur infecte. En 1810, le vaisseau anglais *le Triomphe* reçut à son bord un chargement de mercure qui s'échappa des vases dans lesquels on l'avait renfermé; pendant trois semaines, deux cents individus furent atteints de salivation, d'ulcérations à la bouche, de paralysies. Ces funestes effets se firent également sentir sur les animaux qu'on avait à bord. Plusieurs même moururent. Et cependant, le mercure n'entrant en ébullition qu'à 360 degrés, la quantité du métal vaporisé à la température ordinaire n'a pas dû être très-considérable. Nous croyons même pouvoir affirmer que la somme totale de mercure volatilisé ingérée dans l'estomac d'un seul individu, n'aurait pas produit des effets aussi funestes que chez chacun des gens de l'équipage, puisqu'on a vu des hommes avaler 500 grammes et plus de mercure et le rendre par les selles, sans autre accident. Les médecins ont souvent donné des doses énormes de ce métal à des malades atteints d'ileus. Le mercure ne devient vénéneux que lorsqu'il séjourne longtemps dans les intestins, et, même dans ce cas, les effets toxiques sont hors de proportion avec la dose employée.

La membrane muqueuse pulmonaire se laisse aussi traverser par l'eau et les substances dissoutes dans ce liquide. Des chats ont supporté l'introduction de 60 grammes d'eau dans les bronches; on a pu introduire dans celles des chiens 250 grammes d'eau sans les asphyxier. De plus, on a retrouvé, dans le sang et dans l'urine, les sels en dissolution dans cette eau.

Il ressort de cet exposé que les médicaments volatilisables s'adressent tout naturellement à l'organe qui a pour mission d'absorber les gaz et les vapeurs; de même que les remèdes liquéfiables ont pour porte d'entrée logiquement indiquée le tube digestif. L'application de ces principes à l'emploi des eaux minérales est des plus simples. Veut-on produire un effet révulsif, on administrera l'eau à dose purgative, ou bien on se servira, comme on le verra dans un des paragraphes suivants, de la dérivation cutanée; désire-t-on, au moyen des sels, amener une modification des humeurs, on s'appliquera à obtenir la tolérance stomacale, afin de faire pénétrer successivement de petites quantités d'eau susceptibles d'être digérées. S'agit-il, lorsque les voies digestives sont dérangées, de jouir néanmoins de l'action du principe sulfureux, on prescrira les inhalations ou les bains.

Il existe à Allevard et à Uriage une salle d'inhalation où l'atmosphère est imprégnée des vapeurs minérales au moyen d'appareils ingénieux décrits précédemment, qui font pleuvoir l'eau en une multitude de petits jets. Avant l'introduction de ces petits instruments, on peut même dire depuis l'origine de l'usage des eaux minérales et, sans le savoir, ou du moins sans se rendre un compte bien exact des actions médicamenteuses, on utilisait l'action des principes vaporisables des sources thermales. Que se passe-t-il, en effet, lorsqu'un malade est plongé dans un bain d'eau d'Allevard ou d'Uriage, si riches en gaz sulfhydrique? L'air de la salle des bains, ainsi que l'odorat même le moins exercé l'atteste, est mélangé d'une certaine quantité de gaz hydrogène sulfuré, dont le dégagement est incessant pendant toute la durée du bain. De sorte qu'aux effets de l'eau sur la peau viennent s'ajouter ceux qui résultent de l'introduction par le poumon d'un des gaz les plus énergiques que l'on connaisse; car, d'après Thénard et Dupuytren, un verdier meurt immédiatement dans une atmosphère qui en contient 1/1500 de son volume; 1/800 fait périr un chien de moyenne taille; 1/200 donne la mort à un cheval.—Dans quelques établissements thermaux des Pyrénées on utilise encore mieux les propriétés de ce gaz, puisqu'on le distribue dans les maisons d'habitation, afin que les malades soient continuellement immergés dans un air médicamenteux.

3° Nous venons de fixer, au point de vue

de l'absorption, pour le tube digestif et le poumon des attributions parfaitement nettes. Le domaine de l'imbibition cutanée est-il aussi précisément défini ? Il s'en faut de beaucoup, comme nous allons le voir. Il est bien convenu que nous parlons de la peau recouverte de son épiderme ; car, dans le cas contraire, on sait que les poisons solubles, sans en excepter les venins et le curare, produisent un empoisonnement très-rapide. Les médecins appliquent souvent sur la peau dénudée, au moyen d'un vésicatoire, des sels de morphine, d'atropine, de strychnine, lorsqu'ils veulent obtenir des effets thérapeutiques sûrs et prompts. Il est certain aussi que la friction prolongée et réitérée d'une pommade mercurielle ou iodée introduit dans le sang l'un ou l'autre de ces médicaments. Un emplâtre d'ail appliqué pendant plusieurs heures sur la peau, avec la précaution de respirer l'air extérieur, communique à l'haleine et à l'urine l'odeur caractéristique de ce bulbe. Ces faits rentrent probablement dans la catégorie des cas où l'épiderme n'est pas intact, car la friction exercée par l'intermédiaire d'une drogue plus ou moins corrosive ne saurait être inoffensive pour l'enveloppe épidermique. En outre, elle opère une pénétration mécanique dans les pores de la peau.

Sauf les circonstances que nous venons de mentionner, l'absorption par la peau est très-controversée. Presque tous les physiologistes admettent que cet organe se laisse traverser par l'eau. Le désaccord commence lorsqu'il s'agit des substances dissoutes dans ce liquide. Plusieurs expérimentateurs ayant fait prendre des bains minéralisés par le prussiate de potasse, l'iodure de potassium, le sel ammoniac, le sel marin, n'ont pu constater le passage de ces sels dans l'urine. D'après M. Homolle, des bains additionnés d'une forte dissolution de digitaline ou d'une infusion de 500 grammes de feuilles de belladone, n'ont produit aucun trouble physiologique appréciable, lorsqu'on avait la précaution de faire respirer l'air extérieur. D'autres expérimentateurs n'ont obtenu que les mêmes résultats négatifs sur des animaux immergés dans une solution de strychnine ou de curare. — Objectera-t-on que quelques personnes éprouvent, après un bain de mer, quelques-uns des effets qui suivent la boisson de cette eau. Mais nous savons qu'il faut attribuer ces effets à l'atmosphère marine, dans laquelle on a reconnu les principes constitutifs de l'eau de mer, et que M. Dutrouleau a démontré l'augmentation du chlorure de sodium dans l'urine, chez les personnes qui respirent l'air marin. Ajoutons que l'absorption peut, quelquefois, s'opérer par les orifices muqueux. Aussi doit-on, dans toute expérimentation sérieuse, se mettre à l'abri de ces deux causes d'erreur.

L'absorption par la peau est donc au moins excessivement faible. La physiologie nous apprendra sans doute plus tard, d'une manière précise, dans quelles conditions la peau absorbe et dans quels cas cette fonction ne peut s'exercer. Serait-on en droit de conclure des faits précédemment mentionnés que les bains sont inutiles? Nous n'hésitons pas, au contraire, à affirmer que ce mode de traitement est très-énergique, par les motifs suivants: 1° L'atmosphère des bains est médicamenteuse, puisque le gaz sulfhydrique se dégage incessamment de cette eau et que la vapeur entraîne toujours des particules salines. 2° Le bain exerce une action tantôt sédative, tantôt tonique ou même stimulante, par le seul effet de sa température et des divers degrés de celle-ci. L'hydrothérapie est en partie fondée sur ce fait. 3° A l'effet de la simple thermalité vient se joindre l'action locale produite sur la peau par les principes minéraux et le retentissement qu'en éprouve tout l'organisme. Comme preuve de ce fait, nous rappellerons qu'à température égale, les bains de Néris, par exemple, ne font pas éprouver la même impression que les bains de mer. 4° Les actions révulsives, abstraction faite de leur intensité et de la sensibilité propre à chaque organe, sont généralement proportionnelles aux surfaces d'application; or, la surface cutanée est une des plus vastes du corps humain. 5° Beaucoup de maladies ayant pour cause la suppression des fonctions excrétoires de la peau, le meilleur moyen de rétablir ces fonctions est, sans contredit, d'agir sur l'organe primitivement troublé. D'ailleurs, l'expérience a, depuis longtemps, démontré l'efficacité de ce mode de traitement. Ce dernier motif suffirait à lui seul, à défaut des autres.

CHAPITRE IV.

MÉTHODES DE TRAITEMENT.

On administre l'eau minérale en boisson selon deux méthodes principales : la méthode purgative et la méthode altérante. La première est caractérisée par l'usage intérieur de l'eau minérale à haute dose.

Le premier jour, le malade boit cinq ou six verres d'eau, à quinze minutes d'intervalle, et les jours suivants, il augmente ou diminue cette dose, de manière à produire deux ou trois selles liquides.

La méthode altérante consiste dans l'usage modéré de la tisane minérale. On prend ordinairement un ou deux verres le matin, un autre dans la journée et un autre le soir, trois heures au moins après le repas.

Dans l'emploi de la méthode altérante, on

a soin d'éviter l'action purgative, afin d'obtenir, au moyen de l'absorption, les effets thérapeutiques qui résultent de l'introduction journalière dans le sang et autres liquides, ainsi que dans les tissus de l'économie, des principes minéralisateurs. Nous déclarons que cette méthode est d'une application plus générale que la méthode évacuante, et que le préjugé profondément enraciné qui consiste à croire que l'effet curatif des eaux est proportionnel à leur action purgative, est mal fondé.

M. Gerdy, dont l'autorité est grande en cette matière, a lutté avec énergie contre les buveurs d'eau forcenés : « On prenait, dit-il, « les eaux pendant deux, trois ou quatre « jours seulement; et, pour bien mettre ce « temps à profit, on en buvait autant que l'on « pouvait boire. Il n'était pas rare de voir des « individus en boire, dans une matinée et « à peu d'intervalle, cinquante et soixante « verres. Par suite de ces purgations violentes « et répétées, il arrivait souvent des gastro- « entérites avec lesquelles on s'en retour- « nait plus malade qu'on n'était venu. J'ai « eu plus d'une fois à combattre des troubles

« produits par l'emploi intérieur des eaux, « soit dans des cas où il était contre-indi- « qué par l'état des organes, soit parce que « les malades en avaient usé d'une manière « immodérée. »

Nous savons que nous aurons l'air, aux yeux de beaucoup de gens, de soutenir un paradoxe en avançant que, si l'effet purgatif est souvent utile, il n'est que l'accessoire et et non la partie essentielle du traitement. Nous allons essayer de justifier cette assertion par une série de preuves théoriques et expérimentales qui, nous le savons d'avance, n'auront aucune prise sur la routine aveugle, mais seront acceptées par les esprits éclairés, et surtout par les médecins.

Pour donner plus de précision à notre démonstration, nous considèrerons en particulier deux des maladies qui sont, en quelque sorte, l'apanage spécial des thermes du Dauphiné : nous voulons parler des affections scrofuleuses et dartreuses. Nul ne conteste que ces maladies ont pour fondement une disposition humorale déviée du type physiologique, une dyscrasie, un vice du sang ; peu importe le nom plus ou moins scientifique dont on se sert. Or, si le sang est altéré dans sa composition, on admettra bien qu'il faut, pour rétablir l'équilibre normal, introduire dans sa masse, des principes capables de la modifier d'une manière avantageuse.

Le remède une fois trouvé, on ne nous contestera pas qu'on ne doive le présenter à nos organes dans les conditions les plus favorables d'absorption. Une de ces conditions est que le médicament soit soluble ou puisse le devenir; la seconde est qu'il pénètre, à travers les membranes digestives, dans les voies circulatoires; en d'autres termes, un médicament destiné à corriger un vice de sanguification ne doit pas être purgatif, ou, pour parler plus exactement, ne doit pas être employé à doses purgatives.

Tous les médecins savent que le calomélas, à petites doses, se dissout dans les liquides salés que renferment les organes digestifs, pénètre dans le torrent circulatoire et manifeste ses effets par une prompte salivation.

Le même remède, administré à dose élevée et unique, est évacué hors du tube intestinal et ne produit aucun effet d'intoxication.

D'après MM. Laveran et Millon, lorsque le sel de seignette (tartrate de potasse et de soude) est pris, en peu de temps, à la dose de 40 à 50 grammes, son effet tend à se concentrer sur les voies digestives, et il ne passe pas dans les urines.

Prescrit à petites doses, de manière que 20, 30, 40 grammes ne soient pris qu'en huit ou dix heures, la purgation devient alors l'exception, l'alcalinité des urines devient l'état habituel; car on sait, depuis les observations de Wœhler, que les tartrates introduits dans le sang se retrouvent dans l'urine à l'état de carbonates.

De sorte qu'à hautes doses, ils sont directement expulsés par le mouvement intestinal, tandis que de petites quantités réitérées pénètrent l'économie et sont amenées au dernier terme d'oxydation dans la partie combustible de leurs éléments, et enfin éliminées par les urines à l'état de carbonate de potasse et de soude. Dans le premier cas, il y a indigestion; dans le second, absorption, puis réaction moléculaire, et enfin sécrétion. D'après les mêmes expérimentateurs, le sulfate de soude et les autres sels se comportent d'une manière analogue. A doses fractionnées, chez les individus vigoureux et convalescents, ces sels sont absorbés et rejetés par la sécrétion urinaire. On fait arriver ainsi, sans difficulté, 10 et 15 grammes de sulfate de soude dans les urines. Dans des conditions contraires, si le sujet est faible ou les voies digestives dérangées, ou lorsque la dose est forte et unique, les urines ne renferment que la proportion normale de sulfates.

Il est notoire qu'on a pu donner à des gens atteints de flux intestinaux des doses de substances toxiques capables de produire des effets mortels chez des individus en bonne santé.

Que dirait-on d'un médecin qui administrerait à la fois du sulfate de quinine et un purgatif pour guérir une fièvre intermittente pernicieuse, ou de l'huile de foie de morue à un scrofuleux affecté de diarrhée abondante ?

Pour légitimer ces inductions et asseoir un jugement sur leur valeur, il y avait à rechercher si le passage ou le transport des principes salins dans l'économie s'effectuait mieux sous l'empire de la méthode altérante qu'à l'aide de la boisson purgative. Nous avons donc institué, pendant notre séjour à Uriage et dans la pratique civile et hospitalière de notre résidence, durant le reste de l'année, des expériences à l'effet d'établir si les principes minéralisateurs étaient plus facilement absorbés par l'emploi de l'une des deux méthodes.

Nous avons administré l'eau d'Uriage à plusieurs individus d'âge et de tempérament identiques; aux uns, suivant la méthode des petites doses suffisamment éloignées, et aidée de l'influence d'une eau gazeuse et d'une alimentation restreinte; aux autres, d'après la recette des hautes doses, dites purgatives, et, après avoir recueilli un litre et demi d'urine de chacun d'eux, nous avons procédé à quelques essais analytiques. — Constamment nous avons reconnu, chez les premiers, une augmentation de la quantité normale des sels calcaires, magnésiens et sodiques plus grande que chez les derniers. Il arrive cependant parfois que les hautes doses produisent les mêmes effets que dans la méthode altérante, lorsque, en vertu d'une disposition individuelle, elles n'ont amené qu'une seule évacuation, ou même n'ont déterminé aucun effet purgatif. Alors, elles agissent sur ces organisations réfractaires comme les petites doses, c'est-à-dire qu'elles passent dans le torrent circulatoire et peuvent être reconnues dans les urines.

Nous croyons donc avoir démontré que si les chlorures, iodures, bromures, sulfates, l'acide sulfhydrique et autres principes minéralisateurs des eaux de la Motte, d'Allevard et d'Uriage ont une efficacité contre certains états morbides, il faut faire en sorte que leur pénétration dans l'économie animale soit aussi complète que possible. D'où il suit que le système, aveuglément suivi jusqu'à ce jour par beaucoup de malades, surtout à Uriage, doit être modifié dans la plupart des cas, et qu'il faut réserver la purgation à certains états morbides qui exigent la révulsion intestinale.

Cependant, nous dira-t-on, beaucoup de gens ont été guéris en suivant les vieux errements. Notre réponse est facile. D'abord, il est des cas, nous le répétons encore, où la dérivation sur le tube digestif est avantageuse ; en second lieu, l'action purgative n'est pas toujours portée à son maximum d'effet, de manière à empêcher toute absorption médicamenteuse; de plus, la surface pulmonaire est une autre voie d'introduction du gaz sulfhydrique et des sels chez ceux qui prennent des bains. Nous sommes donc autorisés à affirmer que, dans les cas heureux, la guérison eût été obtenue plus tôt, et avec moins de danger, en suivant la méthode des doses réfractées.

On nous accordera bien que la purgation n'est pas une condition essentielle pour obtenir la guérison des maladies scrofuleuses ou dartreuses, puisque ces mêmes affections guérissent par d'autres moyens, notamment par les agents hygiéniques et l'emploi d'eaux minérales sulfureuses non purgatives, ou d'eaux muriatiques diverses qui ne s'emploient qu'en bains, entre autres les eaux de Kreuznach et l'eau de mer.

Bien plus, que de fois n'a-t-on pas vu des affections herpétiques, eczémateuses ou autres, traitées sans succès par des purgatifs énergiques et réitérés, s'améliorer et guérir par l'usage de certaines eaux minérales qui ne provoquent aucun flux intestinal.

On admettra aussi que les purgatifs, non aidés d'un traitement plus général, peuvent bien déplacer, pour quelque temps, un eczéma, un impetigo, un lichen, un psoriasis, mais n'en détruisent pas le germe, et que, pour atteindre ce but, il faut modifier profondément l'économie tout entière.

L'emploi externe de l'eau minérale peut se faire suivant la méthode révulsive, suivant la méthode sédative et suivant la méthode tonique.

Dans la première, on se sert de bains chauffés au-dessus de 35° et plus souvent de bains de vapeur et de douches chaudes. Nous avons dit, dans le chapitre consacré à l'action physiologique des eaux, que l'usage de ces moyens produit une vive stimulation de la peau, une sueur abondante, quelquefois des éruptions; en un mot, tous les symptômes de la révulsion.

Les bains tièdes d'eau minérale et les bains de petit-lait ont une influence sédative très-marquée, non-seulement sur l'enveloppe cutanée, mais encore, en abaissant le rhythme du pouls et de la respiration, sur tout l'organisme. Les inhalations de gaz sulfhydrique calment la toux, facilitent les fonctions respiratoires et rentrent dans la méthode sédative.

Les bains froids et les douches à basse température resserrent la peau et, au lieu de laisser, à la suite de leur emploi, cette débilité générale qui est la conséquence des bains tièdes ou chauds, augmentent, au contraire, l'énergie musculaire. Ils font partie de la méthode tonique.

CHAPITRE V.

—

DE L'HYGIÈNE.

—

1° Au premier rang des modificateurs hygiéniques, nous plaçons l'atmosphère, c'est-à-dire le réservoir commun où plantes et animaux puisent l'oxygène, l'azote, l'acide carbonique, la vapeur d'eau, nécessaires à leur existence. Les relations entre la respiration animale et végétale tendent à entretenir un heureux équilibre dans la composition de l'air. Car, ainsi que l'a dit M. Dumas : « Tout « ce que l'air donne aux plantes, les plantes « le cèdent aux animaux, les animaux le « rendent à l'air; cercle éternel dans lequel « la vie s'agite et se manifeste, mais où la « matière ne fait que changer de place. »

Malgré la providentielle uniformité de

composition de l'atmosphère, il existe néanmoins pour chaque lieu une climatologie spéciale, déterminée surtout par les conditions géologiques et par l'altitude. Or, les thermes du Dauphiné étant situés à une assez grande altitude au-dessus du niveau des mers, on comprend aisément que les habitants des plaines basses qui viennent séjourner dans ces lieux changent par ce fait même les conditions de leur respiration habituelle. Les inspirations deviennent plus profondes et plus réitérées et s'accompagnent d'un état de bien-être qui réagit sur tout l'organisme. Le système musculaire semble avoir acquis une activité nouvelle. Les mêmes personnes qui, dans la plaine, se trouvaient fatiguées, au bout d'une courte promenade, peuvent impunément parcourir les montagnes, pendant plusieurs heures, sans éprouver autre chose qu'une augmentation de l'appétit. Les dyspeptiques, si nombreux dans les villes, recouvrent, quelquefois au bout de peu de temps, toute l'énergie des fonctions digestives. L'insomnie, tourment habituel des personnes nerveuses, fait place à un sommeil paisible et réparateur. Sauf dans quelques vallées, où, par suite de conditions spéciales, règnent le goître et le crétinisme, on observe que les montagnards jouissent d'une santé plus robuste que les habitants des lieux bas, malgré l'insalubrité des logements et une grossière alimentation qui ne consiste souvent qu'en laitage et pain de seigle, d'orge, d'avoine et de sarrazin, cuit plusieurs mois à l'avance. Non-seulement l'air des montagnes est d'une pureté parfaite, mais encore il est parfumé par les émanations végétales. Quiconque a voyagé dans les Alpes a dû remarquer avec quel bonheur la poitrine se dilate au sein des senteurs résineuses et aromatiques qui s'exhalent des forêts et des pâturages. La pureté de l'atmosphère des montagnes se conçoit aisément, si l'on songe, d'une part, à l'absence des émanations malsaines des grandes villes, d'autre part, au renouvellement incessant des couches aériennes, et enfin, à l'ozonisation de l'air due à une riche végétation.

M. Pasteur a démontré, dans un mémoire récent sur la question des générations spontanées, que la quantité des germes organiques existant dans l'air diminue à mesure qu'on s'élève dans l'atmosphère.

Sur vingt ballons ouverts dans la campagne, huit se sont peuplés de matières organisées. Des vingt ballons portés sur le Jura, cinq seulement on donné le même résultat. Enfin, des vingt ballons ouverts au Montanvert, à deux mille mètres d'altitude, un seul a donné naissance à une mucédinée.

Les qualités bienfaisantes des climats de montagnes avaient été déjà célébrées par J.-J. Rousseau (*Nouvelle Héloïse*) :

« C'est une impression générale qu'éprou-
« vent tous les hommes, quoiqu'ils ne l'ob-
« servent pas tous, que sur les hautes mon-
« tagnes, où l'air est pur et subtil, on sent
« plus de facilité dans la respiration, plus de
« légèreté dans le corps, plus de sérénité
« dans l'esprit; les plaisirs y sont moins ar-
« dents, les passions plus modérées. Les mé-
« ditations y prennent je ne sais quel carac-
« tère grand et sublime proportionné aux
« objets qui nous frappent, je ne sais quelle
« volupté tranquille qui n'a rien d'âcre et de
« sensuel. Il semble qu'en s'élevant au-dessus
« du séjour des hommes, on y laisse tous les
« sentiments bas et terrestres, et qu'à mesure
« qu'on approche des régions éthérées, l'âme

« contracte quelque chose de leur inaltéra-
« ble pureté; on y est grave sans mélancolie,
« paisible sans indolence, content d'être et
« de penser; tous les désirs trop vifs s'émous-
« sent; ils perdent cette pointe aiguë qui les
« rend douloureux; ils ne laissent au fond
« du cœur qu'une émotion légère et douce,
« et c'est ainsi qu'un heureux climat fait ser-
« vir à la félicité de l'homme les passions
« qui font ailleurs son tourment. Je doute
« qu'aucune agitation violente, aucune ma-
« ladie de vapeur pût tenir contre un pareil
« séjour prolongé, et je suis surpris que des
« bains de l'air salutaire et bienfaisant des
« montagnes ne soient pas un des grands
« remèdes de la médecine et de la morale. »

Rousseau ne pourrait plus reprocher à la médecine moderne une pareille lacune, puisque, sans compter les thermes placés dans les régions montagneuses, tels que Uriage, Allevard, la Motte, Saint-Gervais, Brides, Loëche, Barèges, Saint-Sauveur, etc., il existe des stations, soit dans les Ormonds, le val d'Illiez, l'Oberland, la vallée de Gruyère, le Simmenthal, soit au voisinage du lac Léman et du lac des Quatre-Cantons, où se réunissent chaque été une multitude de personnes de tous les pays, qui préfèrent, avec raison, l'air salubre des montagnes à celui des jardinets d'Auteuil, d'Enghien ou d'autres villas situées dans la banlieue des villes.

Si les climats des montagnes ont des avantages incontestables, ils ont aussi leurs inconvénients. Ceux-ci résultent des variations brusques de température et de l'état hygrométrique de l'air. Le matin et le soir, les vapeurs aqueuses n'étant plus dissoutes dans l'atmosphère, à la faveur de la chaleur solaire, se précipitent dans les vallées. On ne saurait donc trop recommander aux personnes dont les bronches sont impressionnables ou à celles qui ont eu des atteintes de rhumatisme de ne sortir qu'après la disparition des brumes. Même en dehors de ces prédispositions morbides, il est toujours indispensable d'avoir à sa disposition, en cas de besoin, des vêtements chauds.

Les gens affectés de maladies de cœur ou sujets aux hémoptysies, ou crachements de sang, doivent s'abstenir de promenades dans les lieux trop élevés, car ils risqueraient d'éprouver, même à un niveau relativement bas, les symptômes de ce mal de montagne que les voyageurs robustes ne ressentent qu'au delà de trois mille mètres, c'est-a-dire l'anhélation, l'accélération du mouvement sanguin, les hémorrhagies, la fatigue musculaire, la somnolence et la soif ardente.

2° Au second rang des modificateurs hygiéniques, il faut placer les aliments et les boissons. Nous avons peu de choses à en dire, attendu que les préceptes qu'on peut donner à ce sujet varient suivant les états morbides et suivant des considérations individuelles qu'il est difficile de prévoir à l'avance. Tout ce que nous pouvons indiquer de plus général, c'est la nécessité de régler la quantité des aliments et les heures des repas de telle manière que le traitement ne porte aucune atteinte au travail digestif et réciproquement n'en reçoive pas.

3° Les mêmes considérations s'appliquent aux modifications hygiéniques qui résultent des divers exercices auxquels peuvent se livrer les baigneurs dans leurs heures de loisir. Cependant, nous recommandons surtout les excursions décrites dans une autre partie de cet ouvrage. Nous promettons à ceux qui visiteront les sites tour à tour gracieux, sauvages et grandioses des Alpes dauphinoises les émotions les plus vives et les plus pures. Cette sorte de gymnastique est un des adjuvants les plus utiles du traitement. Nous avons insisté précédemment sur l'heureuse influence des climats de montagnes sur la santé.

Voici ce que dit Topffer sur le bien-être moral que procurent les excursions alpines : « Les philosophes avancent en cent rencon-
« tres qu'il n'est point sur cette terre, je ne
« dis pas de vies, mais de moments dans la
« vie, où l'homme goûte une félicité parfaite.
« La main sur la conscience et devant Dieu
« qui sait la vérité, nous déclarons, en ce qui
« nous concerne, cette assertion-là parfaite-
« ment fausse ; oui, nous avons connu, non
« pas des moments, non pas des heures, mais
« des journées entières d'une félicité parfaite,
« sentie, d'une vivante et savoureuse joie,
« sans mélange de regrets, de désirs, de mais,
« de si, et sans l'aide d'un vœu comblé, sans
« le secours de la vanité satisfaite; et ces
« moments, ces heures, ces journées, c'est
« en voyage, *dans les montagnes*, et le plus
« souvent un lourd hâvre-sac sur le dos, que

« nous les avons rencontrés. A la vérité, nous « ne portions point de crêpe au chapeau, « point de deuil dans l'âme; mais d'ailleurs « notre passé était laborieux, notre avenir « tout entier dans l'espoir et dans le travail; « et cependant, je ne sais quoi de pur, d'é- « levé, de joyeux, nous visitait, attiré, il faut « le croire, par la marche, par la contem- « plation, par la fête de l'âme, par la réjouis- « sance des sens, et retenu par l'absence « momentanée de tous ces soins, ces intérêts « ou ces misères qui, au sein des villes et « dans le cours ordinaire de la vie, occupent « le cœur sans le remplir. »

L'influence morale, si bien décrite par Topffer, est telle que nous défions la mélancolie la plus noire, les passions les plus violentes de résister aux émotions que procurent les voyages alpestres. Aussi conseillons-nous aux femmes vaporeuses, aux âmes souffrantes, aux cœurs blasés, de venir retremper leur énergie morale au sein des grandes scènes de la nature.

Mais il n'est pas possible, surtout lorsqu'on suit un traitement, d'errer continuellement à travers monts et chemins. Il devient donc nécessaire de chercher encore d'autres distractions. Les thermes du Dauphiné étant fréquentés, chaque année, par plusieurs milliers de personnes, les besoins de sociabilité y peuvent trouver une ample satisfaction. Quiconque a parcouru les divers établissements d'eau minérale a dû remarquer avec quelle facilité les liaisons se forment. Il faudrait être bien misanthrope pour ne pas rencontrer, en vertu de l'affinité morale, les sympathies mutuelles qui établissent, entre les intelligences et les cœurs, cette communion de pensées et de sentiments d'où dérive un des plus grands charmes de la vie sociale. Le philosophe ne peut manquer, en raison de la transparence plus grande de la vie des eaux, de recueillir une riche moisson d'observations. Que de traits à ajouter au tableau de la comédie humaine!

Dans les trois établissements de la Motte, d'Uriage et d'Allevard, on peut jouir de toutes les distractions de la vie de salon, depuis la simple conversation et la lecture des journaux jusqu'aux plaisirs du jeu et de la danse. A l'égard de ces deux derniers exercices, considérés exclusivement au point de vue de l'hygiène et en écartant les considérations de l'ordre moral, nous recommandons de ne jamais dépasser les limites, variables pour chaque individu, au-delà desquelles ce qui n'était qu'un délassement agréable devient une fatigue physique et intellectuelle préjudiciable à la santé.

Les règles hygiéniques varient encore relativement aux âges, aux sexes et aux tempéraments. L'irritabilité nerveuse, si grande chez les enfants, commande la plus grande prudence dans l'emploi des bains et des douches. Ces agents ne doivent être employés qu'à des températures peu élevées, à cause de la facilité avec laquelle se produisent, dans le jeune âge, les maladies cérébrales. Les doses de la boisson seront moindres que chez les adultes. On évitera le refroidissement du corps avec le plus grand soin.

Les vieillards seront tenus aux mêmes précautions et par les mêmes motifs.

Les femmes en état de grossesse devront s'abstenir de tout traitement énergique. Les bains chauds, les bains de vapeur, les douches, les boissons minérales, leur seront sévèrement interdits. Tout au plus pourront-elles prendre quelques bains tièdes.

Pendant la période menstruelle, on devra interrompre le traitement. Si quelques personnes ont pu impunément continuer à prendre des bains et des douches, il en est d'autres qui ont payé chèrement leur imprudence. Aussi nous ne craignons pas d'insister sur la recommandation expresse d'attendre patiemment la fin du flux périodique. Nous conseillons même de diminuer l'activité du traitement thermal, soit avant, soit après l'époque des règles.

Les mêmes conseils sont applicables aux nourrices. Rien n'est plus propre à diminuer la sécrétion lactée que les sueurs excessives et les évacuations alvines réitérées.

Quant aux tempéraments, le plus apte à supporter la stimulation du traitement thermal est celui où prédomine l'élément lymphatique. Les personnes douées d'un tempérament sanguin, au teint coloré, sujettes aux étourdissements, devront éviter l'emploi de bains et de douches à une température élevée et suspendre le traitement s'il se manifestait quelque signe de congestion vers la tête.

Les constitutions à prédominance nerveuse arrivent souvent, au bout de quelques jours de traitement, à un état d'éréthisme général. Bien que cet état d'excitation n'ait pas les mêmes dangers que dans le cas précédent, néanmoins il exige l'emploi de précautions nombreuses.

CHAPITRE VI.

URIAGE.

Etablissement.

L'établissement d'Uriage est situé dans la commune de Saint-Martin-d'Uriage, qui fait partie du canton de Domène, à la jonction de la gorge du Sonnant avec la vallée de Vaulnaveys. Il est élevé de 414 mètres au-dessus du niveau de la mer. Pour y arriver, on sort de Grenoble par la porte Très-Cloîtres, on suit la route qui conduit à Chambéry jusqu'au village de Gières. A partir de ce village, on monte, à droite, dans la gorge du Sonnant, creusée par les eaux dans un calcaire à bélemnites. Au sommet de la montée, le vallon s'élargit ; on aperçoit, à gauche, le château d'Uriage assis sur une colline isolée, au-dessus de laquelle s'élèvent, à l'est, les cimes de Chanrousse; à l'ouest, la montagne des Quatre-Seigneurs.

Les Romains avaient déjà fondé, dans ce lieu, un établissement de bains. C'est ce qu'attestent les débris de constructions, d'aqueducs, de piscines, de colonnes, de tuyaux, les inscriptions, les *ex-voto*, les médailles et les statuettes que les fouilles ont fait découvrir. D'après M. Champollion, l'une de ces inscriptions remonte au siècle d'Auguste, l'autre au siècle d'Adrien. Quant aux médailles, elles sont de Vespasien, de Titus, d'Adrien, de Commode, de Gallien, de Claude, de Tetricus, de Maximien et de Constantin (1).

Sur la partie latérale d'une des galeries, on a trouvé un fourneau qui a fait supposer que la température de l'eau d'Uriage n'a pas changé depuis l'époque romaine. Ces appareils de chauffage sont le seul exemple de ce genre trouvé dans les bains anciens, ce qui

(1) Pour de plus amples détails, consulter le *Guide* de Michal-Ladichère et le *Bulletin de la Société statistique de l'Isère*.

prouve l'importance que les Romains attachaient à cette source, car ils n'employaient que les eaux naturellement chaudes.

Guettard rapporte qu'il y avait encore, au XIVe siècle, un établissement de bains que le baron d'Alleman, fatigué des visites que la fréquentation de ces eaux amenait dans sa seigneurie, fit détruire.

En 1820, le docteur Billerey appela l'attention de l'administration sur l'utilité de la source d'Uriage. Mme la marquise de Gautheron fit creuser, sous la direction de M. Gueymard, une galerie de cent mètres et construisit un bâtiment pour les bains.

Plus tard, d'après les conseils de M. Gerdy, et sous la direction de MM. Gueymard et Redon, M. le comte de Saint-Ferriol fit creuser une nouvelle galerie de trois cents mètres qui permit d'obtenir un plus grand volume d'eau et une richesse saline plus considérable. Les jaugeages donnèrent alors cinq mille cinq cents hectolitres en vingt-quatre heures.

Depuis cette époque, le succès des eaux d'Uriage a toujours été grandissant sous l'impulsion d'un service médical éclairé et d'une administration intelligente. M. de Saint-Ferriol a pris à tâche de faire des thermes d'Uriage un établissement modèle et n'a reculé, pour arriver à ce résultat, devant aucun sacrifice.

Les pauvres n'ont point été oubliés. Quatre cabinets de bains, un cabinet de douches et de bains de vapeur sont affectés à leur service et permettent de donner 80 bains ou douches par jour. En 1827, le nombre des indigents traités à Uriage était de 101; en 1837, de 228; en 1847, de 250. Le nombre des bains s'élevait, en 1827, à 1,757; en 1837, à 3,778; en 1847, à 4,638. M. de Saint-Ferriol semble avoir pris pour devise cette belle parole de Boerrhave : « Les pauvres sont mes meilleurs clients, c'est Dieu qui paie pour eux. »

Voici le tableau du nombre de bains et de douches donnés annuellement, depuis 1823 jusqu'à 1859, soit aux indigents, soit au reste des baigneurs :

1823	5,895	1837	14,805	1853	35,208
1827	6,289	1842	23,222	1855	39,066
1832	10,192	1847	26,241	1859	53,964
1833	11,190	1848	20,043		

Durée de la Saison.

La saison des eaux commence vers le 1er juin et finit vers le 25 septembre. Les personnes qui désirent éviter l'encombrement du milieu de la saison, feront bien de se rendre à Uriage dès le mois de juin ou même la fin de mai.

La durée du traitement, pour chaque maladie, est d'environ vingt jours; mais ce chiffre n'a pas une valeur absolue. Dans un grand nombre de cas, il est utile de faire deux saisons de quinze jours chacune. Dans l'intervalle laissé entre elles, on pourra faire une ou plusieurs des excursions éloignées que nous avons décrites dans la dernière partie du livre. M. Gerdy a fait remarquer, avec beaucoup de raison, que, « pour guérir les maladies « chroniques qui ont lentement modifié la « constitution, il faut faire subir à l'orga- « nisme des changements qui, pour être fa- « vorables, doivent être effectués avec une « sage lenteur. Mais les uns par économie, « les autres par impatience, ont hâte d'en fi- » nir. De là vient cette malheureuse habitude « de fixer des saisons. Parce que telle durée

« suffit à certaines personnes, il faut qu'elle « suffise à tout le monde. On desire la santé, « pourvu qu'elle ne se fasse pas attendre ; « on oublie que la nature ne saurait se plier « aux exigences de nos caprices. »

Source.

La température de l'eau d'Uriage est de 27 degrés centigrades ; son odeur est celle qui appartient à toutes les eaux sulfhydriquées et rappelle les œufs pourris ; elle est plus manifeste lorsque la pression atmosphérique diminue. Sa couleur est limpide ; mais l'eau, abandonnée au contact de l'air, laisse déposer du soufre, à cause de la décomposition de l'hydrogène sulfuré par l'oxygène atmosphérique. Sa saveur est salée et amère.

Voici la composition que lui assigne M. Gerdy :

Carbonate de chaux	0,20510
Sulfate de chaux	1,42956
Sulfate de magnésie	1,24560
Sulfate de soude	1,01161
Chlorure de sodinm	7,23617
Iodure de calcium	0,00114
	11,12918

GAZ.	cent. cubes.
Acide sulfhydrique.	10,33
Azote et acide carbonique. . . .	» »

Il ressort de cette analyse que l'eau d'Uriage est à la fois saline et sulfhydriquée, coïncidence exceptionnelle en France et qu'on ne retrouve, à un moindre degré pourtant, que dans l'eau d'Aix-la-Chapelle.

Notons encore : 1° Qu'après l'eau de la mer, elle vient, au troisième rang, parmi les eaux minérales de France, sous le rapport de la richesse en sulfates alcalins. 2° Au premier rang, sous le rapport de la richesse en chlorures alcalins, l'eau de la mer toujours exceptée. Au point de vue du principe sulfureux, elle diffère des eaux des Pyrénées par l'absence des sulfures alcalins et se rapproche de l'eau d'Allevard et de l'eau d'Aix en Savoie. Elle tient le milieu, sous le rapport de l'abondance du gaz sulfhydrique, entre ces deux dernières eaux. Si l'on veut expliquer la présence de l'hydrogène sulfuré dans les eaux d'Uriage et d'Allevard, il suffit d'admettre que les sulfates qu'elles contiennent ont éprouvé, en traversant des matières organiques en décomposition, une réduction qui les a ramenés à l'état de sulfures, lesquels ont été décomposés à leur tour par l'acide carbonique dégagé des matières organiques, de telle sorte qu'il s'est formé des carbonates alcalins et de l'acide sulfhydrique libre.

Il existe encore à Uriage une source ferrugineuse formée par la dissolution de l'oxyde de fer dans l'acide humique ou crénique résultant de la décomposition des matières végétales. Les expériences que M. Gerdy a faites sur ce sujet ne laissent aucun doute sur le mode de minéralisation de cette source. Le même observateur a trouvé des traces d'arsenic dans l'eau ferrugineuse.

Nous avons constaté, dans les deux sources d'Uriage, l'existence de matières organiques en très-petites quantités, à l'aide d'un procédé déjà appliqué aux eaux potables. Il consiste dans l'emploi du permanganate de potasse. Voici comment nous avons procédé : Un litre d'eau minérale a été additionné de quelques gouttes d'acide chlorhydrique et azotique, dans le but de décomposer les minimes portions d'iodure, de sulfure, d'hyposulfite, de bromure, d'hydrogène sulfuré, qui pourraient induire en erreur; nous avons chauffé à l'ébullition, pendant un quart d'heure. On a ensuite saturé, aussi exactement que possible, l'acide par du carbonate de soude très-pur. Le liquide a été filtré. On l'a de nouveau fait bouillir et on a ajouté, goutte à goutte, une solution de permanganate de potasse. Il s'est formé un précipité d'oxyde de manganèse dû à la réduction du caméléon minéral par les matières organiques.

Lorsqu'on veut apprécier les quantités relatives de matières organiques existant dans diverses eaux minérales, on n'a qu'à comparer le poids du précipité d'oxyde manganique obtenu dans les essais. On peut encore verser, au moyen d'une burette graduée, comme dans le procédé de M. Margueritte pour le dosage du fer, la solution de permanganate légèrement acidulée par l'acide nitrique dans une quantité toujours la même d'eau minérale, traitée préalablement comme nous l'avons dit plus haut, afin d'éviter les chances d'erreur. Lorsque la coloration violette persiste, on lit sur la burette le nombre des divisions employées et l'on peut établir ainsi un tableau comparatif. Ce procédé est d'une sensibilité supérieure à tous les autres, à cause de l'intensité de la coloration du réactif employé. Dans le cas où on apprécie le précipité d'oxyde manganique, on arrive à des résultats plus nets que par la réduction du chlorure d'or, puisque le sesquioxyde de manganèse est formé d'un métal moins dense que l'or et, en outre, qu'il est très-oxydé et hydraté, ce qui augmente encore son volume.

Salles d'inhalation.

Il existe à Uriage deux salles d'inhalation. Dans chacune d'elles, on a établi des vasques superposées, au-dessus desquelles s'élève un jet d'eau minérale à la température de la source. L'eau retombe du premier bassin dans le second. En outre, dans l'une des salles, l'eau est projetée horizontalement, en filets d'une ténuité extrême, sur des disques, de la surface desquels elle rebondit en poussière impalpable. Dans l'autre salle, un jet de vapeur est introduit et maintient dans l'atmosphère une température de 28° environ. Dans cette dernière salle, les malades, à cause de l'humidité excessive, quittent leurs vêtements et s'enveloppent d'un peignoir.

Dans la salle où existent les appareils pulvérisateurs, il suffit de s'entourer d'un manteau imperméable.

Indications.

La coexistence dans l'eau d'Uriage des principes sulfureux et salins permet d'appliquer cette source au traitement de deux groupes d'affections bien distinctes : les dermatoses et les scrofules.

M. Gerdy a cité dans son livre une multitude d'observations d'eczémas, d'impétigos, de psoriasis, traités avec succès par l'eau d'Uriage. Nous avons trop peu d'autorité pour essayer d'ajouter quelque chose au tableau qu'il a tracé.

Les médecins savent tous quelle heureuse influence les préparations sulfureuses exercent sur les maladies de la peau. Ils combinent souvent l'emploi de ces remèdes avec l'usage des purgatifs. Or, l'eau dont nous parlons, renfermant une association heureuse de ces deux agents médicamenteux, réunit les conditions les plus parfaites du traitement des affections cutanées.

Dans les formes aiguës, on emploiera les bains et les lotions froides ou seulement tièdes.

Dans les formes chroniques, alors que la peau est indurée, les bains et les douches à température élevée auront l'avantage de modifier la vitalité du derme en lui imprimant une stimulation énergique.

Lorsque les voies digestives seront dans un état satisfaisant, l'eau sera administrée à dose purgative, non pas tous les jours ainsi que le pratiquent un grand nombre de malades, mais en laissant un intervalle de plusieurs jours entre chaque purgation. Nous avons suffisamment insisté, dans le chapitre consacré aux méthodes, sur le danger des évacuations trop souvent réitérées. On arrive quelquefois, en les provoquant, à une guérison très-rapide en apparence; mais dans ces cas, on n'a fait que déplacer sur le tube intestinal une affection fixée primitivement sur la peau. Bientôt la maladie reparaît, ou si ses manifestations extérieures ne reviennent pas, c'est que le principe morbide a fait élection de domicile sur les organes digestifs. De sorte qu'on a transformé une maladie externe en une affection intérieure mille fois plus dangereuse, puisqu'elle a pour siége un des appareils les plus essentiels à la vie. Les dartres proprement dites, qu'on le sache bien, ne sont que la manifestation d'un vice humoral. d'une altération du sang. Ce n'est donc point les guérir que les déplacer. Le but essentiel qu'on doit se proposer est de modifier profondément l'état diathésique, de changer la vitalité des humeurs et des tissus; pour l'atteindre sûrement, il faut faire pénétrer dans la masse sanguine des substances capables de produire ces modifications moléculaires qui seules peuvent amener une guérison durable.

Nous croyons pouvoir affirmer que, sauf quelques exceptions justiciables de la révulsion, la plupart des malades guéris à Uriage doivent le bénéfice qu'ils ont obtenu de ces eaux, non à la purgation produite, mais malgré cette débilitation quotidienne qu'un long usage leur impose.

Nous pensons que les petites quantités de principes médicamenteux absorbés contrebalancent l'effet déprimant de l'évacuation alvine et le plus souvent l'emportent sur lui. Sans doute les mêmes personnes, sauf quelques robustes individualités, soumises, chez elles et pendant le même temps, à la même déperdition journalière, eussent été promptement exténuées.

La question est si importante qu'on nous pardonnera d'avoir insisté sur ce sujet. Dire que la digestion aussi parfaite que possible d'une eau minérale est une condition de succès passerait, ailleurs qu'à Uriage, pour une naïveté. Nous craignons bien d'être taxés d'hérésie, tant est puissant l'empire de la routine.

M. Gerdy, dont personne ne récusera la compétence, avait déjà reconnu que l'efficacité des eaux n'est pas toujours le résultat de leur action évacuante. Voici ce qu'il dit : « Indépendamment de ses effets purgatifs, « l'eau d'Uriage, en partie absorbée dans son « trajet à travers le canal digestif, jouit de « propriétés que l'on peut prévoir, d'après les « principes salins, sulfureux et iodurés qui « entrent dans sa composition. De même, « lorsqu'elle n'est pas employée à doses suf-

« fisantes pour provoquer des évacuations al-
« vines, elle n'en a pas moins encore une
« influence très-marquée sur l'organisme.
« Alors, elle stimule l'appétit, elle excite les
« fonctions digestives et la plupart des fonc-
« tions de la vie nutritive ; elle produit dans
« l'économie des modifications moins rapi-
« des, moins apparentes, mais non moins
« profondes. »

Si l'on veut obtenir les effets altérants de l'eau d'Uriage, on en boira une ou deux verrées le matin, une au milieu de la journée, une autre le soir, trois heures au moins après le repas. Dans le but de faciliter la tolérance stomacale, on additionnera l'eau minérale d'une certaine quantité d'eau douce, ou mieux encore d'eau gazeuse. Les doses que nous venons d'indiquer seront diminuées ou augmentées, suivant les susceptibilités individuelles.

Quant aux malades dont l'estomac ne pourrait pas supporter les plus minimes quantités d'eau, quoique additionnée d'eau gazeuse, ils devront se contenter de prendre des bains et des douches, et de respirer le gaz sulfhydrique dans les salles d'inhalation. Nous avons expliqué, dans le chapitre intitulé *Voies d'introduction*, comment le poumon peut suppléer à l'absorption par les voies digestives.

Les bains et les douches suffisent dans un grand nombre de cas. Plusieurs hydrologues l'ont constaté bien souvent. M. de Puisaye dit formellement « qu'il n'est pas nécessaire, « pour guérir les dermatoses, de faire usage « de l'eau en boisson. »

M. Gerdy attache une plus grande importance au traitement externe qu'aux boissons. « Beaucoup de malades, dit cet éminent ob« servateur, s'imaginent qu'ils ne pourront « pas guérir, s'ils ne boivent de l'eau miné« rale; beaucoup même sont persuadés que « c'est là le côté essentiel du traitement. « C'est une opinion complètement erronée. « Pour les maladies de la peau, comme pour « la plupart des maladies traitées à Uriage, « les bains sont beaucoup plus importants « que la purgation et peuvent très bien suffire « à la guérison, seuls ou associés aux dou« ches. Tous les ans, un bon nombre de « personnes guérissent, sans avoir bu de « l'eau minérale, parce que l'état de leur « estomac ne le permet pas. »

Dans les diverses formes de la maladie scrofuleuse, ulcérations de la peau, abcès froids, lupus, ophthalmies, coryzas, engorgements des ganglions lymphatiques, caries osseuses, l'eau d'Uriage, si riche en chlorures et iodures alcalins, rend de très-grands services. Combien de malades auxquels il semblait ne rester plus d'autre ressource que l'amputation d'un membre ont trouvé à Uriage, soit un soulagement notable, soit une guérison inespérée.

La méthode purgative est moins employée encore dans le traitement des scrofules que dans celui des maladies de la peau. C'est surtout la méthode altérante qu'on doit préférer. On y associera, avec le plus grand avantage, l'huile de foie de morue et l'iodure de fer.

Quant aux lupus et abcès froids, on sera quelquefois obligé d'ajouter au traitement général quelques cautérisations, ou d'autres moyens chirurgicaux

Nous venons d'esquisser à grands traits les indications spéciales des eaux d'Uriage. Est-ce à dire que les maladies précédemment énumérées soient les seules qui puissent y être guéries? Non sans doute.

Les douches de l'eau d'Uriage sont aussi efficaces contre le rhumatisme que celles de toute autre eau thermale. Nous pensons même que la présence des sels augmente les effets révulsifs de l'eau. Le traitement interne aura même des avantages, s'il se joint à la maladie principale quelque vice dartreux ou une prédominance lymphatique.

En parlant de l'action physiologique des eaux, nous avons indiqué l'influence des eaux salines sur la menstruation, soit pour devancer l'époque cataméniale, soit pour augmenter le flux périodique. Il résulte de là que l'eau d'Uriage sera très-utile pour accélérer l'établissement de la fonction chez les jeunes filles retardées dans leur développement, pour la régulariser chez les femmes qui n'ont pas des hémorrhagies parfaitement périodiques, et pour la rappeler dans le cas où la cessation de cette fonction arriverait prématurément.

Dans le cas de relâchement des ligaments, avec abaissement ou déviation de l'utérus, l'action stimulante des douches sera très-avantageuse, pourvu qu'il n'existe aucun travail phlegmasique dans l'utérus ou ses annexes. Néanmoins le traitement, dans ces cas, sera toujours très-long.

La stérilité ayant souvent pour cause l'aménorrhée, la dysménorrhée, les douches ascendantes pourront devenir des moyens indirects d'y remédier.

Les maladies utérines étant parfois liées à un état chlorotique, la source ferrugineuse permettra, par l'action tonique de ses principes, de favoriser la réparation du liquide sanguin.

Il est encore un ordre de phénomènes morbides caractérisés par la pléthore veineuse abdominale, auquel les eaux d'Uriage peuvent être appliquées; cette question a été traitée par l'un de nous dans un mémoire spécial.

Chez les individus à teint bilieux, menant une vie sédentaire, on observe souvent la lenteur des digestions, la constipation, les flatuosités et parfois les hémorrhoïdes. Ces symptômes s'accompagnent ordinairement d'un état moral qu'on a désigné sous le nom d'hypocondrie. Les médecins allemands, qui ont fait une étude spéciale de cet état maladif, l'ont attribué à un ralentissement de la circulation veineuse abdominale, d'où le nom de veinosité abdominale qu'ils ont employé pour caractériser cet ensemble de symptômes. Le mot d'obstructions, usité autrefois en France, correspond à la même théorie.

Les médecins habitués à la précision du diagnostic anatomique s'élèveront contre des dénominations aussi vagues. Il serait sans doute désirable d'indiquer toujours le siége exact d'une maladie; mais souvent les signes fournis par les moyens physiques d'exploration ou par les troubles fonctionnels, ne sont pas assez décisifs pour permettre d'asseoir un diagnostic d'une précision irréprochable. Aussi croyons-nous utile de conserver les dénominations précédentes dans l'état actuel de la science médicale.

De l'avis des hydrologues allemands et français, les eaux minéralisées par le chlorure de sodium ou le sulfate de soude conviennent particulièrement dans le traitement de la pléthore veineuse abdominale. L'eau d'Uriage lui sera donc spécialement applicable, soit qu'elle combatte la constipation, soit qu'elle exerce une stimulation énergique sur la circulation veineuse de l'abdomen, soit qu'elle provoque ou régularise le flux hémorrhoïdal.

Nous avons indiqué, dans le chapitre consacré à l'action physiologique des eaux, l'influence du sel marin sur les vaisseaux hémorrhoïdaux. On sait que l'établissement spontané de la fluxion sanguine sur ces organes coïncide souvent avec la guérison des engorgements hépatiques, spléniques ou cérébraux. La conclusion à tirer de ce fait, c'est que l'art doit provoquer ce que la nature opère quelquefois. On a remarqué aussi que, chez les hommes sujets à des hémorrhagies habituelles et parfois périodiques, s'il arrive que, par une circonstance quelconque, le flux accoutumé cesse de se produire, il survient souvent des accidents congestifs vers la tête ou du côté des viseères abdominaux. Dans ces cas, on ne doit pas hésiter sur le parti à prendre : il faut rappeler la fluxion dont la cessation a été funeste. Or, l'eau d'Uriage est éminemment propre à remplir ce but. On l'emploiera sous forme de boissons, de la manière suivante : un jour elle sera bue à dose purgative, le lendemain à dose altérante, et ainsi de suite, jusqu'à la fin du traitement.

On administrera aussi l'eau en lavements, afin que son action soit plus directe sur l'organe que l'on veut congestionner particulièrement.

On traite encore, chaque année, à Uriage un grand nombre de laryngites chroniques, de coryzas, de catarrhes pulmonaires, d'asthmes et d'autres phlegmasies chroniques des muqueuses nasale, pharyngienne et bronchique.

Le traitement de ces maladies se fait à l'aide des boissons, des bains et des douches, et surtout à l'aide des aspirations des gaz et des vapeurs minérales.

A l'égard de ce dernier moyen, nous renvoyons au chapitre consacré aux salles d'inhalation d'Allevard, où cette médication a acquis une importance considérable.

Contre-indications.

Les maladies qu'il serait dangereux de traiter à Uriage sont :

1° Les phlegmasies aiguës accompagnées d'éréthisme général et d'appareil fébrile.

2° Les maladies du cœur avec lésion des orifices.

3° Les affectious cancéreuses et tuberculeuses.

4° L'épilepsie, l'apoplexie cérébrale ou pulmonaire lorsqu'elle est récente, et toutes les maladies dans lesquelles il existe une disposition hémorrhagique.

CHAPITRE VII.

—

ALLEVARD.

—

Etablissement.

La découverte de la source d'Allevard ne remonte pas, comme celle de beaucoup d'autres thermes, à une haute antiquité. On n'a jamais trouvé aucune trace d'établissement fondé par les Romains. Les habitants du village la désignaient sous le nom d'eau noire.

C'est au docteur Billerey, inspecteur des eux minérales du département de l'Isère, qu'on doit la première idée d'appliquer cette source au traitement des maladies. Un habitant d'Allevard, nommé Villiot, pratiqua la tranchée qui existe encore sur les bords du Bréda, et creusa une galerie. Les nombreux succès obtenus décidèrent MM. Dorel et Rivoire à acheter de Villiot, la propriété de la source (1837).

En 1838, ils construisirent, à l'entrée d'Allevard, un grand établissement. Un hôtel fut édifié. M. Rocour devint acquéreur de la source, de l'établissement et de l'hôtel.

A partir de cette époque, la prospérité de ces thermes a grandi chaque année, surtout depuis que les médecins ont apprécié la bienfaisante influence des inhalations gazeuses dans le traitement des maladies du larynx et des bronches.

L'établissement se compose d'un grand bâtiment à deux étages, flanqué de deux pavillons. Les cabinets de bains sont au rez-de-chaussée.

Les malades munis de certificats d'indigence, dûment attestés, sont admis gratuitement au traitement thermal, dans l'ancien établissement situé sur les bords du Bréda, près de la source.

Durée de la saison.

L'ouverture de l'établissement se fait vers la fin de mai, la clôture vers le 25 septembre. Avant ou après cette époque, les conditions thermiques et hygrométriques de l'atmosphère rendent le séjour de cette vallée peu agréable et surtout peu salubre. Cette circonstance climatérique n'est pas particulière à Allevard; elle existe également à la Motte et à Uriage ; elle s'opposera toujours à l'institution d'un traitement hivernal dans ces établissements. Cette impossibilité est d'autant plus regrettable, pour les malades surtout qui sont atteints d'affections du larynx et de la poitrine, que c'est pendant l'hiver que sévissent avec le plus d'intensité ces maladies. Le traitement estival, dans les cas que nous venons de mentionner, est une sorte de contre-sens imposé par la nature des choses.

Source.

A l'entrée de la gorge du Bréda et sous le chemin qui conduit au haut-fourneau, ont été creusés une galerie et un puits destiné à recueillir l'eau minérale qu'une pompe aspirante et foulante élève et conduit à l'établissement. Le débit de la source est de 2,736 hectolitres en 24 heures. La température de l'eau est de 16° centigrades.

Au sortir du puits, l'eau est limpide, mais

abandonnée au contact de l'air, elle ne tarde pas à se troubler et à laisser déposer du soufre hydraté, à cause de la décomposition du gaz sulfhydrique par l'oxygène atmosphérique.

L'eau d'Allevard laisse exhaler une odeur d'œufs pourris. Cette odeur est encore plus sensible, lorsque la colonne barométrique baisse, par le fait de la diminution de pression atmosphérique.

La saveur de l'eau minérale est de même nature que son odeur. Cette saveur hépatique n'est pas tellement désagréable qu'on ne puisse s'y habituer promptement. On peut même diminuer la répugnance qu'elle provoque en comprimant les narines, au moment où on boit l'eau minérale.

Composition chimique d'un litre de l'eau d'Allevard, d'après M. Dupasquier.

GAZ.	cent. cubes.
Acide sulfhydrique	24,75
Acide carbonique.	97,00
Azote	41,00

SELS ANHYDRES.

	gr. c.
Carbonate de chaux	0,305
— de magnésie . . .	0,010
— de fer	*traces.*
Sulfate de soude	0,535
— de magnésie	0,523
— de chaux	0,298
— d'alumine.	*traces.*
Chlorure de sodium	0,503
— de magnésium. . .	0,061
Acide silicique	0,005
	2,240

Glairine, quantité indéterminée.

Nous avons exposé, à propos de l'eau d'Uriage, la théorie de la formation des eaux sulfhydriquées; nous y renvoyons le lecteur, puisque cette explication s'applique exactement à l'eau d'Allevard. Nous ajouterons seulement que l'existence de dépôts nombreux de gypse dans la vallée du Bréda donne une confirmation éclatante de cette théorie.

Nous ne reviendrons pas non plus sur les détails donnés, dans le même article, au sujet de l'emploi du permanganate de potasse pour déceler rapidement et doser la matière organique désignée sous le nom de glairine ou de barégine.

Dupasquier a appliqué à l'analyse de l'eau d'Allevard le procédé sulfhydrométrique dont il est l'inventeur. Ce procédé a pour principe la propriété que possède l'iode de séparer le soufre de ses combinaisons, pour s'y substituer. On commence par ajouter de l'empois d'amidon à l'eau minérale, puis on verse dans celle-ci une solution titrée d'iode, jusqu'à ce qu'il se manifeste une coloration violette. On lit alors sur la burette graduée le nombre de divisions employées; comme chaque centimètre cube contient une quantité d'iode déterminée à l'avance, il est facile, au moyen de la table des équivalents chimiques, de savoir à quelle proportion de soufre correspond la dose d'iode qui a été nécessaire à la décomposition du composé sulfureux.

Nous croyons utile de rappeler ici le résultat d'expériences intéressantes faites par Dupasquier, au sujet de l'influence de l'air et de la chaleur sur l'eau d'Allevard :

1° A la température ordinaire, cette eau, exposée à l'air, éprouve une décomposition proportionnelle à l'étendue de la surface de contact avec l'atmosphère.

2° Si l'on chauffe l'eau en vases ouverts, la décomposition est encore plus rapide.

3° A l'abri du contact de l'air, on peut chauffer l'eau d'Allevard à 75° pendant plusieurs heures, sans lui faire perdre le gaz sulfhydrique qu'elle tient en dissolution.

4° Le dégagement gazeux n'a lieu en vases clos qu'à la température de l'ébullition.

De ces expériences nous croyons pouvoir tirer deux conclusions importantes : la première, c'est que les vases destinés au transport des eaux sulfhydriquées ne doivent pas contenir d'air.

La seconde, c'est qu'il ne faut jamais dépasser la température de l'ébullition, lorsqu'on chauffe les eaux dont nous parlons, pour le service des bains et des douches.

Il semblerait résulter du fait de la décomposition de l'hydrogène sulfuré par l'air que les appareils employés dans les salles d'inhalation, soit qu'ils aient la forme de jets d'eau et de cascades, soit qu'ils pulvérisent l'eau en la projetant en une multitude de filets sur des surfaces résistantes, manquent le but auquel ils sont destinés, c'est-à-dire le dégagement du gaz sulfhydrique, et ne produisent que la décomposition de ce gaz par l'oxygène atmosphérique. Ce dernier résultat devrait être d'autant plus sûrement obtenu que la perfection des moyens de division de l'eau minérale serait plus grande. Cela serait vrai si l'altération du gaz sulfhydrique était instantanée; mais il n'en est point ainsi; elle exige un temps assez long pour se produire.

Dans le but de démontrer ce fait, nous avons institué l'expérience suivante : Dans un flacon à deux tubulures nous avons introduit une solution d'acide sulfhydrique. Dans ce liquide, plongeait un tube communiquant avec un soufflet; de la seconde tubulure partait un autre tube recourbé dont la branche libre plongeait dans une solution d'un sel plombique. Nous avons alors insufflé, à travers l'eau contenue dans le flacon, de l'air qui, en pénétrant dans la solution plombique, a déterminé un précipité de sulfure métallique dont la quantité a augmenté à chaque coup de soufflet. Au bout de quelques minutes, nous avons examiné la solution sulfhydrique; elle n'exhalait plus d'odeur et ne produisait avec les sels de plomb qu'un très-faible précipité. Nous avons, de plus, constaté qu'il ne s'était pas déposé de soufre dans le flacon.

Il résulte évidemment de cette expérience : 1° Que l'altération des eaux sulfhydriquées par l'air n'est pas immédiate; 2° qu'un courant d'air pourrait servir à l'expulsion du gaz qu'elles contiennent. Ainsi, il serait possible de remplacer tous les appareils d'inhalation usités jusqu'à ce jour par une pompe soufflante dont les effets seraient proportionnels au volume d'air injecté.

On pourrait, par le même artifice, faire que le bain, outre ses effets locaux, possédât une action générale plus plus marquée. Chaque hectolitre d'eau minérale contient 2 litres 475 de gaz qu'il serait possible de faire dégager; tandis que, dans les circonstances habituelles, l'exhalation gazeuse ne s'opère qu'à la surface de contact de l'eau du bain avec l'air.

Salles d'inhalation.

Dès l'année 1847 on a installé à Allevard des appareils destinés à utiliser les gaz de la source pour le traitement des maladies du larynx et des bronches.

Dans une première salle existe un jet d'eau à 17 degrés, retombant dans une vasque, puis de celle-là dans une seconde. Dans une autre salle, l'eau est additionnée d'un jet d'eau chauffée, de manière à obtenir une atmosphère d'environ 27°, plus humide que celle de la première pièce.

Bains de petit-lait.

C'est à Allevard que l'usage des bains de petit-lait, emprunté à la Suisse, s'est introduit pour la première fois en France.

Amené à l'établissement, le petit-lait marque de 50° à 55° au thermomètre centigrade. On le laisse refroidir dans les baignoires jusqu'à 25° ou 30°.

La quantité de ce liquide est, par bain, de deux hectolitres, ce qui malheureusement constitue une dépense assez considérable.

Le petit-lait renferme des sels, du sucre et une matière de nature albumineuse.

Indications thérapeutiques.

La minéralisation de l'eau d'Allevard est due spécialement à l'hydrogène sulfuré, puisqu'elle contient, par litre, près de 25 centimètres cubes de gaz et seulement 2 gr. 24 c. de sels de chaux, de soude et de magnésie. Il résulte de cette composition que les maladies auxquelles s'adresse spécialement cette eau peuvent être divisées en deux groupes:

1° Maladies dartreuses.

2° Maladies chroniques de l'appareil respiratoire.

Dans la première de ces deux catégories, nous comprenons, non pas toutes les affections de la peau, mais seulement celles qui dérivent d'une diathèse spéciale, c'est-à-dire d'une disposition particulière en vertu de laquelle tel sujet est affecté d'un eczéma, d'un herpès, d'un impétigo, d'un lichen, d'un psoriasis, dont les manifestations, souvent héréditaires, disparaissent au bout d'un certain temps, pour revenir plus tard ou pour faire place à une affection viscérale quelconque.

La classification anatomique des dermatoses, adoptée depuis Willan et Bateman, a rendu, sans doute, de très-grands services à l'analyse des phénomènes morbides; mais elle a fait perdre de vue pendant longtemps la notion étiologique qui doit dominer la pathologique cutanée. Aujourd'hui, les dermatologues, sans négliger l'étude attentive des lésions extérieures, placent au premier rang la considération de l'état constitutionnel; de sorte que, par suite d'un fait assez commun dans la marche de l'esprit humain (1), on est revenu aux idées que les anciens exprimaient par le mot de vice dartreux.

L'expérience a depuis longtemps appris l'action salutaire des sulfures et de l'hydrogène sulfuré dans le traitement de la diathèse dartreuse. Comment agissent-ils? Autant vaudrait nous demander pourquoi l'opium fait dormir. Les théories par lesquelles on veut expliquer les actions médicamenteuses sont toujours de pures hypothèses. Le fait accepté, voyons de quelle façon l'eau d'Allevard doit être employée dans le cas qui nous occupe.

La boisson n'est qu'un accessoire du traitement qu'on fait à Allevard, car dépourvue d'action purgative et douée d'une très-faible influence altérante, puisqu'il faut boire un litre d'eau pour absorber trois centigrammes d'hydrogène sulfuré, elle n'agit presque que

(1) *Multa renascentur quæ jam cecidere, cadentque quæ nunc sunt in honore vocabula.*

comme diurétique. Mais s'il n'est pas possible d'offrir à l'estomac, sous peine d'indigestion, les quantités d'eau qui seraient nécessaires pour représenter une dose suffisante de principes sulfureux, la volatilité du gaz sulfhydrique permet de faire absorber par le poumon les quantités de ce remède qu'on jugera utile d'employer. Or, les bains et les douches, indépendamment de leur action locale, enveloppent le malade d'une atmosphère médicamenteuse dont on n'a pas assez apprécié l'importance. Dans les salles d'inhalation, où existent des cascades et des jets d'eau minérale, l'hydrogène sulfuré se mêle à l'air qu'on respire. Constatons cependant une lacune regrettable dans ce mode d'administration; nous l'avons déjà signalée dans un chapitre précédent et nous avons indiqué les moyens d'y remédier. Quelle est la dose utile de gaz sulfhydrique? quelle est la quantité de ce même gaz émanée des appareils employés? pourquoi, en un mot, ne pas apporter, dans l'emploi de ce remède, la précision posologique qu'on a droit d'exiger en thérapeutique.

Les toxicologues nous ont fait connaître,

il y a déjà longtemps, les proportions d'hydrogène sulfuré capables de tuer tel ou tel animal, pourquoi les médecins n'ont-ils pas déterminé les proportions convenables à la guérison des maladies. Nous avons encore exprimé le regret de ne pas être suffisamment fixés sur la part qui revient, dans les effets utiles, au gaz sulfhydrique, au gaz carbonique et à la vapeur d'eau.

Voilà autant de questions sur lesquelles nous avons appelé l'attention des hydrologues. Si l'on est bien convaincu, comme nous le sommes, que les effets généraux des eaux sulfhydriquées résultent surtout de l'absorption pulmonaire, on comprendra quelle importance on doit attacher à la solution de ces questions.

Les bains et les douches, en modifiant la vitalité de la peau, contribuent, pour une grande part, à la guérison des dermatoses; lorsqu'on les emploie à une température élevée, on détermine une vive stimulation qui est avantageuse dans lès formes chroniques. Mais dans les cas aigus, on préférera les bains et les douches tièdes et quelquefois à la température de la source.

Le second groupe des maladies traitées spécialement à Allevard est celui des affections chroniques de l'appareil respiratoire, comprenant les coryzas, les angines, les laryngites et les catarrhes bronchiques.

Les considérations précédemment émises sur la prééminence des inhalations, quand il s'agit d'une eau sulfhydriquée, sont particulièrement applicables au traitement des divers cas que nous venons d'énumérer. Les aspirations d'hydrogène sulfuré ont une action sédative très-prononcée sur les phénomènes morbides qui accompagnent les maladies des voies respiratoires. Sous leur influence, la toux diminue, l'expectoration devient plus fluide et s'amoindrit, les inspirations deviennent plus amples. Quelques médecins ont vu dans ces résultats une sorte d'hyposthénisation. Ne doit-on pas admettre plutôt un double effet : 1° une action topique exercée sur les muqueuses; 2° une modification générale des tissus et des liquides de l'économie, et de la nutrition entière, par suite de l'absorption et de la pénétration dans le sang du principe sulfureux.

De même que dans les dermatoses, l'eau d'Allevard, employée en bains et en douches, produit des changements locaux sur l'éruption extérieure; de même, sous forme d'inhalation, elle modifie les propriétés organiques des membranes muqueuses avec lesquelles on met en contact le gaz sulfhydrique. Dans les deux cas, l'état constitutionnel est influencé par l'absorption des vapeurs minérales.

Nous avons signalé quelques *desiderata* dans le mode d'administration actuellement adopté. Nous savons que l'emploi des aspirations est encore trop récent pour qu'on se montre très-exigeant à leur égard; néanmoins, nous avons cru rendre service aux malades en appelant l'attention des médecins zélés et instruits auxquels est confiée l'inspection des eaux sur la nécessité de faire une étude plus approfondie des doses utiles, des moyens de les graduer et de la part afférente à chacun des éléments minéralisateurs.

Nous avons indiqué, dans un précédent chapitre, un autre inconvénient résultant de la viciation de l'air des salles d'inhalation par le séjour qu'y font les malades, chacun d'eux exhalant environ vingt litres d'acide carbonique par heure.

Cette fâcheuse circonstance tend à s'aggraver de plus en plus; car le nombre des malades s'accroît chaque année.

La boisson et les bains ne sont qu'un accessoire du traitement des maladies des voies respiratoires.

Tous les ans, un grand nombre de rhumatisants se rendent à Allevard. Cette eau sera surtout utile dans les cas où l'herpétisme compliquerait l'affection rhumatismale.

Les bains de petit-lait sont employés dans la convalescence des fièvres graves et contre les symptômes névropathiques qui compliquent une foule de maladies.

Certaines maladies utérines accompagnées d'aménorrhée, de dysménorrhée, de leucorrhée et d'atonie des organes, seront utilement traitées par les douches ascendantes.

Nous pourrions allonger encore la liste des maladies que l'eau d'Allevard peut guérir, mais nous sommes d'avis qu'il faut être en défiance vis-à-vis de ces annonces pompeuses de panacée à laquelle aucune infirmité ne résiste. Combien nous préférons connaître un remède sérieusement efficace contre une ou deux des maladies qui affligent l'humanité.

Les contre-indications sont les mêmes qu'à Uriage.

CHAPITRE VIII.

LA MOTTE.

Depuis longtemps on avait remarqué dans la gorge profonde où coule le Drac, à l'endroit où cette rivière reçoit le ruisseau de la Motte, deux sources chaudes et salines. Les anciens propriétaires du château avaient fait disposer, dans le hameau du Pérailler, un bâtiment dans lequel se trouvaient quelques baignoires.

M. Sylvain Eynard prétend même qu'on a trouvé des ruines de bains romains au voisinage de la source.

L'établissement du Pérailler tomba en ruines. Le propriétaire du château appropria une partie des bâtiments au traitement d'une trentaine de malades. En 1830, M. Subit devint acquéreur du château et obtint la construction d'une route qui, de Monteynard, descend en lacets jusqu'à l'établissement. Mais la nécessité de transporter l'eau à dos de mulet ne permettait pas de donner un nombre de bains suffisant. Une société s'organisa. Le château fut restauré, une chapelle, un salon, des cuisines, des salles à manger, des cabinets de bains et de douches furent construits. On put alors recevoir trois cents baigneurs à la fois. On établit un réservoir de la contenance de trois mille hectolitres et une machine hydraulique mue par la cascade formée par le ruisseau de la Motte et élevant en vingt-quatre heures trois mille hectolitres d'eau. La longueur des tuyaux, depuis la source jusqu'au réservoir, est de mille neuf cents mètres. Après ce long parcours, l'eau ne marque plus que 37° au thermomètre. Afin de réchauffer l'eau, on lui fait parcourir, avant son entrée dans le bassin, un tuyau d'une longueur d'environ trente-cinq mètres, contourné en serpentin et chauffé dans un foyer. Lorsqu'elle entre dans le bassin, elle marque 60°. Si l'on considère que l'eau de la Motte n'est pas gazeuse et doit sa minéralisation aux sels fixes qu'elle tient en dissolution, on admettra qu'il ne résulte aucun inconvénient de ce chauffage ; à moins qu'on ne prétende que la chaleur des couches profondes de la terre est d'une nature différente du calorique dégagé par le charbon en combustion.

A une certaine époque, quelques personnes formèrent le projet d'amener à Grenoble l'eau de la Motte, se fondant précisément sur ce fait qu'elle ne perd rien au transport. Nous n'avons pas à discuter cette proposition, puisqu'elle n'a pas eu de suites.

Sources.

Les sources de la Motte forment trois groupes :

1° La source du Puits (68°), entourée d'une enceinte en maçonnerie. Le jaugeage a donné en 1839, par vingt-quatre heures, 3,607 hectolitres ; en 1843, il ne donna que 1,357 hectolitres.

2° La source de la Dame (62°), située à cent quinze mètres en aval de la première. Elle fournit 4,320 hectolitres ; mais on n'en utilise que 2,448 hectolitres.

3° Dans le lit même du Drac jaillit une autre source qui débite 1,000 hectolitres.

Les deux premières sources jaillissent dans les fentes du calcaire schisteux.

Le volume total des sources est de 6,677 hectolitres; mais il n'arrive à l'établissement que 3,800 hectolitres.

Voici l'analyse de ces eaux d'après M. Henry (1842) :

	PUITS.	DAME.
	gr. c.	gr. c.
Carbonate de chaux . . . — de magnésie . .	0,80	0,64
Crenate et carbonate de fer.	0,02	0,01
Manganèse.	*traces.*	*traces.*
Sulfate de chaux	1,65	1,40
— de magnésie. . .	0,12	0,10
— de soude	0,77	0,67
Chlorure de sodium . . .	3,80	3,56
— de magnésium. .	0,14	0,12
— de potassium . .	0,06	0,05
Bromure alcalin	0,02	*traces.*
Silicate d'alumine . . .	0,06	0,05
	7,44	6,60

M. Chevalier a reconnu, dans les dépôts formés dans le bassin ainsi que dans le résidu de l'évaporation de l'eau des deux sources, l'existence de l'arsenic. MM. Breton et Buissard ont trouvé 0 gr., 00011 d'arsenic par litre; ils ont, en outre, constaté des traces d'iode.

On a depuis longtemps établi à la Motte une grande salle garnie de gradins, où l'on fait arriver, à travers les trous d'un diaphragme, une multitude de petits jets d'eau minérale, qui viennent se briser contre des corps résistants et remplissent la pièce d'une poussière aqueuse.

Durée de la saison.

Le temps nécessaire à la cure varie suivant les cas morbides. Quinze jours suffisent au traitement du rhumatisme; mais dans la maladie scrofuleuse, ce n'est qu'au bout d'un mois qu'on peut espérer de produire des modifications profondes dans la nutrition. Le traitement des paralysies doit avoir aussi la même durée. Dans beaucoup de circonstances, il sera avantageux de faire deux saisons, entre lesquelles on laissera un intervalle d'une quinzaine de jours.

L'établissement de la Motte s'ouvre vers la fin de mai. La clôture a lieu vers le 15 septembre.

La vie des baigneurs est plus intime à la Motte que dans beaucoup d'autres établissements, soit à cause de la communauté d'habitation, soit parce qu'on ne voit à la Motte que des malades sérieux. Nous voulons dire que ces thermes sont rarement fréquentés par ces gens désœuvrés qui promènent leur ennui dans les diverses stations d'eaux minérales, et qui ne viennent y chercher que les plaisirs habituels des salons. Cependant tous les baigneurs de la Motte ne sont pas paralytiques ou atteints de sciatiques, et souvent on a vu, dans le salon, de belles soirées animées par les charmes de la danse et de la musique.

Les conseils hygiéniques que nous donnons dans un chapitre spécial s'appliquent à toutes les stations thermales du Dauphiné. Aussi renvoyons-nous le lecteur au chapitre intitulé *Hygiène*, afin d'éviter des répétitions inutiles. Nous dirons seulement que le climat de la Motte est un des plus salubres du Dauphiné est qu'il est moins nécessaire que dans beaucoup d'autres vallées de ce pays de s'y précautionner contre l'humidité.

Indications.

L'élément principal de la minéralisation des sources de la Motte étant le chlorure de sodium, il est facile de déduire de cette composition les conséquences thérapeutiques qui en résultent.

L'eau de la Motte s'applique spécialement au traitement des maladies scrofuleuses, soit qu'elles produisent des caries osseuses, des gonflements articulaires, des engorgements ganglionnaires, des ulcérations cutanées, soit qu'elles affectent les membranes muqueuses.

Dans ces divers cas, on fait usage de l'eau à dose altérante et on s'applique à éviter l'action purgative. On commence par une verrée le matin, une au milieu du jour et une troisième le soir. La tolérance peut être facilitée par l'addition d'eau gazeuse ou même d'eau ordinaire. Si l'état de l'estomac le permet, les doses seront progressivement augmentées.

Les bains généraux ou locaux seront employés, suivant les cas, à des températures variables. Ils devront être tièdes, lorsqu'il y aura quelques signes d'acuité, par exemple, dans les tumeurs articulaires accompagnées d'inflammation.

M. Buissard a publié une série d'observations très-intéressantes de caries osseuses considérablement améliorées par le traitement thermal de la Motte.

Le même auteur a employé ces eaux dans le traitement des hémiplegies consécutives à l'apoplexie cérébrale, des myélites, de l'atrophie musculaire progressive, et a obtenu dans ces divers cas des améliorations remarquables, et souvent des guérisons complètes.

Le traitement des paralysies a pris une grande importance à la Motte, de même qu'à Balaruc, à Bourbonne et à Bourbon-l'Archambault.

Dans ces cas, à quelle époque convient-il d'appliquer le traitement thermal? La plupart des médecins ont exprimé l'opinion qu'il ne fallait commencer le traitement que lorsque la période aiguë est passée, et, par conséquent, à une époque éloignée de l'apoplexie.

M. Regnault, médecin-inspecteur de Bourbon-l'Archambault, déclare que le traitement est d'autant plus efficace qu'il est employé à une époque plus rapprochée de l'attaque.

MM. Durand-Fardel et Lebret ont émis une opinion qui concilie ces deux assertions extrêmes. D'après ces auteurs, « le traitement « thermal est indiqué lorsqu'à la suite d'une « apoplexie, la marche des symptômes an- « nonce que la lésion cérébrale est en voie « de réparation. »

L'examen des procédés employés à Balaruc semble aussi indiquer qu'on a fort exagéré le danger qui peut résulter des bains et des douches à haute température. En effet, dans cette station, on place les malades dans des bains dont l'eau marque de 45° à 47°. La douche s'y donne de la manière suivante : le malade est étendu sur une paillasse, on laisse tomber d'une grande hauteur de l'eau à 47°, pendant qu'un doucheur frictionne énergiquement les tempes, le front, le cuir chevelu, ainsi arrosés, durant vingt minutes.

Le rhumatisme est une des maladies revendiquées par toutes les eaux minérales. En effet, la thermalité jouant le principal rôle dans le traitement de cette affection, on comprend qu'elle puisse être guérie par des eaux de composition fort différente. L'indication spéciale de telle ou de telle autre eau dans le traitement du rhumatisme n'existe que lorsque le malade qui en est atteint présente une diathèse particulière, par exemple, l'herpétisme ou le lymphatisme; c'est à cette dernière que s'adresse particulièrement l'eau de la Motte.

Nous renvoyons le lecteur aux considérations émises, dans le chapitre consacré à l'eau d'Uriage, sur l'application des eaux salines au traitement de la pléthore veineuse abdominale et de quelques maladies utérines.

Les contre-indications sont les mêmes qu'à Uriage.

CHAPITRE IX.

EAUX DIVERSES.

LE BACHET.

Arrondissement de Grenoble, près de cette ville. Source peu abondante, sulfurée sodique, froide.

Cette source émane d'un mamelon calcaire.

	Eau : un litre.
Acide sulfhydrique.	0,08
	gr.
Carbonate de chaux	0,0255
— de magnésie	0,0295
— de soude.	0,6000
Sulfure de sodium	0,0046
Sulfhydrate de sulf. de sodium . . .	0,0347
Bisulfure de sodium	0,0104
Sulfate de soude.	0,1050
Chlorure de sodium	0,1750

(Gueymard.)

CHORANCHE.

A vingt kilomètres de Saint-Marcellin.
Sulfurée calcique, froide.

	Eau : un litre.
Azote	0,008
Acide carbonique	0,037
— sulfhydrique	0,014
Carbonate de chaux	0,181
— de magnésie	0,019
— de strontiane	0,002
— de fer	0,005
Sulfate de soude	0,042
— de chaux	0,035
— de magnésie	0,012
— d'alumine	0,033
Chlorure de sodium	0,125
— de calcium	0,007
— de magnésium	0,003
Silicate d'alumine	0,210
Iode	*traces.*
	0,692

(Niepce.)

CORENC.

A deux kilomètres de Grenoble.
Sulfurée calcique. Température, 15°.

	lit.
Azote	0,011
Acide carbonique.	0,049
— sulfhydrique	0,015
	gr.
Carbonate de chaux.	0,060
— de magnésie.	0,085
Sulfate de chaux.	0,027
— de magnésie.	0,035
— de soude.	0,127
Chlorure de sodium.	1,420
— de calcium.	0,055
	1,807

(Niepce.)

ÉCHAILLON.

Arrondissement de Grenoble, à quinze kilomètres de cette ville, sur la rive gauche de l'Isère, vis-à-vis de Voreppe.

Sulfurée calcique. Température, 19°.

Elle jaillit au pied d'un rocher formé de calcaire néocomien.

Acide carbonique	*indét.*
— sulfhydrique	—
	gr.
Bicarbonate de chaux . . . . . — de magnésie	0,261
Sulfates de soude, chaux et magnésie	0,118
Chlorure de sodium . . . . — de potassium . . . . . . — de magnésium.	0,377
Acide silicique et alumine	0,033
Phosphate . . . . Sulfures et hyposulfites . . . . . . Fer et manganèse	0,019
	0,808

(O. Henry.)

Il existe un établissement à Echaillon.

LA FERRIÈRE.

Arrondissement de Grenoble, à cinquante-huit kilomètres de cette ville.

Sulfurée calcique, froide.

Jaillit d'un schiste talqueux près du glacier de la Valloire.

	lit.
Azote	0,009
Acide carbonique	0,062
— sulfhydrique	0,019
	gr.
Carbonate de chaux	0,037
— de magnésie	0,009
— de fer	0,002
Sulfate de soude.	0,038
— de chaux.	0,017
— de magnésie.	0,149
Chlorure de sodium	0,513
— de calcium.	0,034
— de magnésium	0,005
Iode.	0,007
	0,809

(Niepce.)

DOMÈNE.

A onze kilomètres de Grenoble.

Sulfurée et chlorurée sodique. Température, 46°.

	lit.
Acide carbonique	0,027
— sulfhydrique	0,011
	gr.
Carbonate de chaux	0,133
— de magnésie	0,007
Sulfate de chaux	0,007
— de magnésie	1,145
— de soude	0,039
Chlorure de sodium	3,419
— de calcium.	0,008
— de magnésium	0,002
	4,760

(Niepce.)

Découverte en 1850. Jaillit dans un sol marécageux.

BOURG-D'OISANS.

Arrondissement de Grenoble.

Carbonatée mixte, froide.

Trois sources abondantes, utilisées de temps immémorial par la classe pauvre.

Eau : un litre.

	Eau de l'Essoline.	Eau du Vernis.	Eau de la Paute.
Carbon. de chaux .	0,098	0,100	0,100
— de magnés.	0,048	»»	0,010
Sulfate de soude .	0,015	»»	»»
— de chaux .	0,034	0,036	0,027
— de magnés.	0,027	0,008	0,037
Chlorure de sodium	0,020	0,006	0,017
	0,242	0,150	0,191

(Gueymard.)

SALA.

Arrondissement de Grenoble, à quarante-huit kilomètres de cette ville.

Chlorurée sodique. Température, 13°.

Une source peu abondante, découverte en 1839.

	Eau : un litre.
	lit.
Acide sulfhydrique.	0,0031
	gr.
Chlorure de sodium.	3,107
— de calcium	0,003
— de magnésium	*traces.*
Carbonate de chaux	0,122
— de magnésie	0,007
Sulfate de chaux	0,005
— de magnésie	0,128
Bromure alcalin.	*traces.*

(Niepce.)

SOULIEUX.

Arrondissement de Grenoble, à quarante-huit kilomètres de cette ville. Source abondante, sur les bords de la Romanche, jaillissant dans un terrain métamorphique, voisin du terrain anthraxifère et des schistes talqueux.

Sulfurée calcique, tempérée.

	lit.
Acide carbonique.	0,037
— sulfhydrique	0,011
	gr.
Sulfate de magnésie.	2,123
— de soude.	1,219
— de chaux.	0,007
— d'alumine	*traces.*
— de fer.	0,107
Carbonate de soude	0,521
— de chaux	0,041
— de magnésie	0,128
Chlorure de sodium.	1,241
— de magnésium	0,019
— de calcium	0,037
	5,291

(Niepce.)

TRÉMINIS.

Arrondissement de Grenoble, à soixante-deux kilomètres de cette ville.

Sulfurée calcique, froide.

	lit.
Acide sulfhydrique	*indét.*
	gr.
Carbonate de chaux.	0,120
— de magnésie.	0,060
Sulfate de chaux.	0,061
— de magnésie	0,090
— de soude.	0,072
Chlorure de sodium	0,021
	0,430

(Gueymard.)

Emane d'un terrain schisteux.

MONESTIER DE CLERMONT.

Arrondissement de Grenoble.
Bicarbonatée mixte. Température, 12°.

	Eau : un litre.
	lit.
Acide carbonique	1,474
Azote	0,024
	gr.
Bicarbonate de soude	0,794
— de chaux	0,886
— de magnésie	0,547
— de fer	*traces.*
Silicate d'alumine	0,033
— de chaux	*traces.*
— de soude	*traces.*
Chlorure de sodium	0,050
Sulfate de soude	0,333
— de chaux.	0,015
— de magnésie.	0,016
	2,647

(Leroy.)

Bonne boisson de table.

ORIOL.

Arrondissement de Grenoble.

Deux sources ferrugineuses bicarbonatées.

Température, 18°.

	lit.
Acide carbonique.	*indét.*
	gr.
Bicarbonate de chaux . . . . . — de magnésie	1,150
— de soude	0,100
— de fer	0,046
— de manganèse	*traces.*
Sulfate de soude. . . . . — de chaux. . . . . — de magnésie	0,170
Chlorure de sodium. . . . . . . — de magnésium	0,014
Silice . . . . Matière organique	0,020
Arsenic.	*traces.*
	1,500

(O. Henry, 1859.)

Il y a un établissement.

On les transporte facilement.

LAVAL.

Arrondissement de Grenoble.

Sulfurée. Température, 21°, 7.

Jaillit à travers des couches d'anthracite. Elle débite 800 hectolitres par vingt-quatre heures.

	lit.
Azote	*traces.*
Acide carbonique.	0,022
— sulfhydrique	0,008
	gr.
Carbonate de chaux.	0,028
— de manganèse	0,009
Sulfate de soude.	1,048
— de magnésie	1,127
Chlorure de calcium	0,351
— de sodium	0,030
— de magnésium	0,007
Silice	0,015
Iode, glairine	*traces.*
	2,715

(Niepce.)

LA TERRASSE.

A seize kilomètres de Grenoble, sur la route de Chambéry.

Sulfurée calcique. Température, 19°, 3.

Une source jaillissant du calcaire jurassique, avec un débit de 4,500 litres par vingt-quatre heures.

	lit.
Azote	0,011
Acide carbonique	0,083
— sulfhydrique	0,017
	gr.
Carbonate de chaux.	0,148
— de magnésie.	0,025
— de fer	0,008
Sulfate de soude.	0,029
— de chaux.	0,059
— de magnésie	0,083
— d'alumine	0,005
Phosphate de chaux	0,012
Chlorure de sodium.	1,205
— de calcium	0,007
	1,581

(Niepce.)

CORDÉAC.

Arrondissement de Grenoble, à cinquante kilomètres de cette ville.

	gr. pour un litre.
Carbonate de soude	0,714
— de magnésie	0,034
— de fer	0,001
Chlorure de sodium.	0,714

Température inconnue.

SECONDE PARTIE.

CHAPITRE PREMIER.

—

INTRODUCTION.

> Linque tuas sedes, alienaque littora quœre
> O juvenis! major rerum tibi nascitur ordo.

Toutes les fois que nous avons considéré une de ces sphères qui représentent le globe terrestre, nous n'avons pu nous défendre d'un sentiment d'orgueil, en face de la grandeur de l'habitation accordée à l'homme, puis d'un sentiment de tristesse quand nous avons envisagé le peu de chemin que nous avons parcouru sur ce vaste domaine. Une seule pensée aurait pu nous consoler, c'est que la plupart des hommes naissent, vivent et meurent sur le même coin de terre, attachés qu'ils sont au sol natal par ce qu'on est convenu d'appeler l'amour de la patrie, locution que nous traduisons par le mot, moins poétique, de force de l'habitude.

Il existe cependant dans le cœur humain une autre tendance agissant en sens contraire, c'est le besoin de variété. Si cette dernière force est le plus souvent vaincue par la première, c'est qu'un autre élément vient encore lutter contre elle ; nous voulons parler de la nécessité qui oblige l'homme à vivre des fruits de son travail, et, par conséquent, à s'immobiliser sur un point du globe.

Faut-il donc traiter d'insensés les Marco-Polo, Christophe Colomb, La Peyrouse, Cook, Bougainville, Ross, Caillé, Livingstone et tant d'autres qui ont abandonné leur famille et leur pays pour parcourir le monde, toujours en quête d'aventures nouvelles? Non; car ils ont obéi à une des forces de la nature humaine. Faut-il les plaindre? Non; car, quelle qu'ait été l'issue heureuse ou malheureuse de leurs voyages; ils ont vécu plus que les autres hommes. « Les voyages, dit « M. Deschanel, renouvellent la vie et sem« blent lui donner plus d'étendue. En effet, « par quoi se mesure-t-elle? est-ce par l'hor« loge et le calendrier, ou bien par les sen-

« sations, les sentiments et les idées? Trois « jours de voyage valent plus que trois ans « de vie casanière. Les voyages doublent la « vie, en multiplient les impressions, les « étincelles. Sans les voyages, la vie est un « tison qui fume; par eux, elle brille, elle « flambe. Malheur donc aux casaniers, aux « indolents! S'ils ne sont pas d'une com- « plexion très-riche, il leur vient sur l'esprit « une mousse malsaine; leurs idées moisis- « sent, leur corps s'engourdit, ils tournent « vite à la momie. »

S'il est vrai que les voyages agrandissent l'horizon intellectuel, ils doivent être le complément obligé d'une bonne éducation. Cette vérité commence à pénétrer en France, mais elle est déjà depuis longtemps acceptée par tous les autres peuples.

Les voyages ne procurent pas seulement une jouissance momentanée, mais encore ils préparent pour l'avenir une provision de souvenirs : que par hasard on jette les yeux sur un livre de voyages, sur une carte géographique, sur un dessin, sur une vue photographique, à l'instant se réveillent toutes les émotions qu'on a éprouvées en parcourant les lieux dont on voit la description ou l'image. La répétition des souvenirs en affaiblit très-peu la fraîcheur et la puissance chez les personnes sensibles aux charmes des beautés naturelles. Ces réflexions ne s'adressent pas à cette catégorie de voyageurs pour qui la beauté d'un pays se mesure par la quantité d'hectolitres de blé qu'il peut fournir, ni à cette autre classe de touristes qui parcourent le monde uniquement afin de pouvoir s'en vanter plus tard auprès de leurs amis, ou dans le simple but de ne pas rester dans un état d'infériorité relative par comparaison avec les hommes qui ont beaucoup voyagé.

Les voyages, en multipliant les rapports entre les différentes nations, contribuent à faire disparaître ces rivalités mesquines de peuple à peuple et à faire passer dans le domaine de la réalité le beau rêve de la fraternité humaine.

En route donc, en route.

Mais avant de traverser les mers, avant d'aller visiter l'Orient ou le Nouveau-Monde, commençons par notre pays. Or, il existe en France une contrée où la nature a prodigué les contrastes les plus merveilleux. Belles forêts, torrents écumeux, profonds ravins, magnifiques cascades, étincelants glaciers, points de vue ravissants, sombres rochers, vertes prairies, luxuriantes cultures, rien n'y manque. C'est le département de l'Isère, dont nous avons entrepris de décrire succinctement la partie montagneuse. Le Dauphiné est comme le vestibule de la Savoie et de la Suisse; c'est donc par lui qu'il faut commencer avant de visiter ces deux autres contrées, auxquelles il est inférieur en beautés naturelles, soit à cause de l'absence de grands lacs, soit à cause du déboisement d'une grande partie de ses montagnes. On comprendra, en effet, que si le vallon de la Grande-Chartreuse et celui du Bréda rappellent certaines vallées de la Suisse, c'est parce que le vert sombre des forêts, tranchant sur la couleur grise des rochers, forme un contraste avec le vert tendre des prairies, d'où résulte une variété de teintes fort agréable; tandis que dans la plupart des autres vallées dauphinoises, presque complètement déboisées, le regard passe sans transition des cultures et des pâturages aux rochers dénudés. Le reboisement des montagnes n'a donc pas seulement une grande importance au point de vue de l'utilité générale, mais encore au point de vue de la beauté d'un pays. Il fera disparaître cette monotonie de teintes qu'on peut reprocher aux paysages dauphinois.

Si les montagnes du département de l'Isère n'ont pas la grâce des montagnes de la Suisse, elles sont néanmoins plus pittoresques que celles du reste de la France, la Savoie exceptée, et méritent d'être plus souvent visitées qu'elles ne le sont. Mais, comme le dit M. A. Macé, on se trouve ici placé dans un cercle vicieux. Pour que les voyageurs viennent visiter les montagnes dauphinoises, il faut qu'il s'établisse des chalets et des auberges, comme il en existe sur tous les points de la Suisse ou des Pyrénées qui présentent de grandes curiosités naturelles; d'un autre côté, pour que ces établissements se fondent, ils faut que les habitants aient l'espérance de réaliser des bénéfices. Ainsi, les voyageurs attendent les auberges, et les auberges attendent, pour s'établir, que les voyageurs arrivent.

Nous prévenons les lecteurs que nous ne leur offrons qu'un simple itinéraire et qu'ils ne trouveront dans les pages suivantes aucune description brillante des sites vers lesquels nous les conduirons.

C'est d'ailleurs, à notre avis, une prétention ambitieuse que de vouloir donner par le style, si imagé et si coloré qu'on le suppose, une représentation exacte de la nature. Après avoir lu une description faite par un des grands artistes du langage humain, on pourra bien concevoir une idée d'un paysage imaginaire, mais jamais l'esprit ne le verra tel qu'il apparaît aux regards, tel qu'il existe en réalité. Laissons donc aux peintres la tâche difficile de faire embrasser d'un seul coup d'œil ce que la poésie ne saurait représenter même en plusieurs pages.

Les descriptions pompeuses ont encore l'inconvénient de priver du plaisir de la surprise. « Savez-vous, dit Topffer, qui change « en pâle nuit les vives couleurs, les mou- « vantes figures, les belles scènes où se plai- « sait votre œil charmé ? ce sont les itiné- « raires. Lisez-les, et vous êtes perdu. Tout « vous sera familier d'avance ; avant d'arri- « ver, vous saurez déjà tout par cœur. Plus « d'impression vive, neuve, spontanée ; plus

« d'écarts possibles pour l'enthousiasme, plus « d'espace pour les souvenirs, plus d'entraî- « nement pour l'admiration. Vous savez au « juste, et par dire d'experts, ce qui est à « louer, à ne pas louer, à trouver sublime, à « trouver mesquin. Fuyez donc les itinérai- « res. Seulement, exceptez de la proscription « le bon Ebel, Murray, Joanne, quelques « autres encore, qui sont, non pas des guides « bavards, mais bien plutôt des compagnons « instruits et sensés; après quoi, brûlez tout « le reste. »

Plusieurs auteurs ont écrit sur le Dauphiné des livres forts intéressants. MM. Roussillon et A. Albert ont décrit l'Oisans; MM. J. Taulier et A. Bourne, la Grande-Chartreuse, Vizille et les Sept-Laux; MM. Michal-Ladichère et Gerdy, Uriage et ses environs; Dupasquier, Allevard; Dorgeval-Dubouchet, la Motte; M. A. Macé, les montagnes d'Autrans, de Saint-Nizier et de la Chartreuse, le pic de Belledonne, le parcours des chemins de fer du Dauphiné. MM. Fissont et Vitu ont publié un Guide dans le département de l'Isère. M. A Joanne prépare un Itinéraire du

Dauphiné auquel nous prédisons le succès de ses devanciers.

Nous avons entrepris de réunir en un seul livre à l'usage des personnes qui se rendent aux thermes du département de l'Isère le fruit du travail des écrivains que nous venons de citer et celui de nos observations personnelles ; car nous avons nous-mêmes parcouru la plupart des itinéraires décrits dans ce livre. Pleins du sentiment de notre impuissance, et afin de laisser aux touristes toute la liberté de leurs impressions, nous nous sommes abstenus de ces amplifications phraséologiques qui déflorent l'admiration. Nous nous sommes bornés à indiquer les renseignements topographiques les plus utiles. Nous avions d'ailleurs d'excellents modèles à suivre dans les livres précédemment cités, et, en particulier, dans ceux de notre ancien maître, M. A. Macé, un de ces esprits encyclopédiques qui possèdent au plus haut degré la faculté de s'assimiler les connaissances les plus diverses, et le talent, plus précieux encore pour le public, de les exposer avec lucidité. L'artiste, l'historien, l'archéologue, le botaniste, le géologue, trouveront dans ses ouvrages, trop peu nombreux à notre gré, des aperçus d'un goût parfait et des renseignements d'une exactitude irréprochable. Se tenant toujours à une égale distance de l'emphase et de la sécheresse, M. Macé sait communiquer au lecteur l'enthousiasme des beautés naturelles, tout en lui laissant la spontanéité de l'admiration. C'est bien là le type de ce compagnon instruit et sensé dont parle Topffer.

CHAPITRE II.

CONSEILS AUX VOYAGEURS.

Les personnes qui n'ont pas l'expérience des voyages alpestres emportent ordinairement avec elles un lourd bagage, dont la plus grande partie leur sera inutile, dont le transport sera coûteux, qu'il faudra souvent laisser en route, puis revenir prendre en retournant sur ses pas et en parcourant ainsi deux fois le même chemin.

Il faut donc s'appliquer tout d'abord à restreindre les bagages au plus petit volume possible. Il est clair que pour une excursion de deux ou trois jours, il n'est pas nécessaire d'emporter une valise. Mais si l'on doit rester longtemps en route, il faut avoir un sac de forme semblable à celui des soldats, dans lequel on aura mis quelques vêtements indispensables, tels que bas, chemises, etc. On placera sur le sac un manteau imperméable, lequel dispensera d'emporter un parapluie.

Les souliers seront forts, à semelle large et munie de gros clous. On proscrira les vêtements de toile pour ne porter que ceux de laine, car le froid est souvent très-vif sur les hautes montagnes, et il est toujours facile de s'exonérer d'une partie des habits en les mettant sur le sac.

Mais, nous dira-t-on, les femmes ne sont-elles pas obligées d'emporter une multitude d'objets de toilette? Il nous semble qu'elles pourraient adopter, pour les voyages dans les montagnes, un costume commode et élégant tout à la fois, auquel il ne manque que la sanction de cette capricieuse souveraine qu'on appelle la mode : un ample pantalon en drap, une tunique descendant presque aux genoux et serrée à la ceinture, un chapeau à larges bords.

On n'oubliera pas d'emporter un bâton garni d'une pointe de fer à son extrémité inférieure, un couteau à forte lame et une tasse en cuir verni.

Si l'on veut se rendre un compte exact de l'itinéraire, on aura une boussole et une bonne carte, telle que celle du dépôt de la guerre. Nous avons vu bien souvent des voyageurs qui, pour avoir omis cette précaution, et en l'absence de guides, ont fait des écarts capables de désenchanter tout leur voyage. En outre, à errer à l'aventure, on risque de s'engager dans une voie sans issue, et si, pour éviter de revenir sur ses pas, on s'obstine à braver toutes les difficultés, la santé et la vie courent parfois de grands périls.

Dans les passages difficiles, un guide sera donc indispensable. « Dans les Alpes, dit « M. Laugel, on peut toujours se fier à ces « excellents guides dont la prudence et la « perspicacité admirables fournissent sou- « vent l'occasion d'apprécier cette connais- « sance locale des climats. Qu'un orage vous « surprenne et vous emprisonne dans quel- « que chalet écarté, ne cherchez point à faire « prévaloir votre avis sur celui de votre « guide; de temps en temps il ira humer l'air

« à la porte, regardera les divers coins de « l'horizon, et quand il vous donnera le si- « gnal du départ, vous pourrez le suivre « sans crainte. »

Si les guides rendent de grands services, ils ont aussi leurs inconvénients, entre autres celui d'être pressés d'arriver au terme du voyage, de marcher toujours en avant et d'empêcher ainsi les voyageurs de s'arrêter pour bien examiner les objets qui leur paraissent intéressants.

Lorsqu'on n'aura pas jugé utile de se faire conduire par un guide dans les endroits où il est facile de se renseigner, il faudra s'informer tout le long de la route, des chemins à suivre, des auberges qu'on rencontrera et des distances. Ce dernier renseignement est d'autant plus utile que les voyageurs sont sujets à de grandes illusions. Souvent on aperçoit le but de l'excursion, on croit pouvoir l'atteindre dans un bref délai, puis l'on est étonné qu'il faille trois ou quatre fois plus de temps qu'on ne l'avait cru d'abord.

Lorsque les indications de distances ne pourront pas avoir la précision kilométrique, il faudra augmenter plutôt que diminuer l'évaluation horaire donnée par les paysans et s'arranger de façon à trouver un gîte assuré pour la nuit. Que si l'on ne doit pas rencontrer d'auberges pendant le milieu de la journée, on devra emporter des provisions.

Le choix des aliments, en voyage, n'est pas indifférent. Les viandes salées, que beaucoup de gens préfèrent à cause de leur facile transport, ont l'inconvénient d'être peu nutritives et de produire, après un usage de quelques jours, des irritations gastro-intestinales auxquelles la fatigue ne prédispose que trop.

Le lait, quoique très-nourrissant, débilite les forces. La viande rôtie, les œufs et le fromagne sont préférables. A l'égard de la boisson, on ne doit user que modérément des liqueurs alcooliques ; elles produisent, il est vrai, une excitation momentanée, mais qui ne tarde pas à être suivie d'une dépression des forces musculaires et de l'énergie digestive. Le vin sera donc réservé aux repas.

La boisson que nous recommandons avant toutes les autres est le café... La stimulation qu'il produit ne s'adresse pas seulement à l'énergie musculaire ; elle réveille l'activité intellectuelle, que la fatigue tend à assoupir et tient ainsi le corps et l'esprit en haleine. On nous objectera qu'on n'en trouve pas partout. Pour éluder cette difficulté, on aura toujours avec soi une petite provision de grains de café peu torréfié. Il sera toujours facile de préparer, dans l'auberge où l'on aura passé la nuit, une infusion concentrée et sucrée qu'il suffira, au moment du besoin, d'étendre d'eau et d'aromatiser avec quelques gouttes de rhum, de kirsch, de liqueur des Chartreux, suivant les prédilections individuelles. La première fois que nous avons ressenti les effets toniques du café, nous avons craint une illusion de notre part, mais les mêmes résultats s'étant souvent renouvelés, et l'expérience de bons observateurs se joignant à la nôtre, nous n'hésitons pas à déclarer que l'usage du café doit tenir une grande place dans l'hygiène du voyage.

Quelques voyageurs commettent souvent la faute grave de retarder le moment du repas, sous prétexte de ne pas ressentir l'aiguillon de la faim ou pour ne pas perdre de temps. Or, qu'on le sache, l'appétit est souvent diminué ou plutôt dissimulé par la lassitude. Que l'on essaie de manger, et l'on sera surpris, dès les premiers morceaux, de sentir la faim s'éveiller.

Tout retard apporté à l'alimentation a pour conséquence de déterminer une fatigue prématurée, et, comme tout se tient dans la machine humaine, un profond abattement moral. Ventre affamé n'admire rien. Il est aisé d'ailleurs de comprendre que le corps a d'autant plus besoin de réparation qu'il est soumis par un exercice violent à de plus grandes déperditions. Ainsi, loin de diminuer le nombre des repas habituels et la quantité des aliments, doit-on plutôt les augmenter. L'air vif des montagnes et la sérénité de l'esprit faciliteront la digestion.

Nous prévenons les touristes qu'ils devront se garder de parcourir à pied les distances qui peuvent être franchies en chemin de fer ou en voiture. Il vaut bien mieux réserver ses forces pour les courses de montagne et économiser autant que possible le temps et la peine.

Les personnes peu habituées à la fatigue pourront se servir de mulets, mais avec la précaution de ne pas trop les harceler et de se confier à leur instinct, malgré la tendance incorrigible qu'ont ces animaux de suivre toujours le bord du sentier qui surplombe au-dessus des précipices, au grand désespoir des gens sujets au vertige.

Il ne faut pas croire cependant que les mulets exemptent de toute fatigue, car, à la montée et surtout à la descente, on ressent des secousses qui ne laissent pas que d'être fort désagréables. En outre, lorsqu'on met pied à terre et qu'on se dispose à marcher, on éprouve dans les membres inférieurs une grande lassitude déterminée par la pression de la selle. Aussi les voyages pédestres sont-ils préférés par les vrais touristes.

Il est remarquable avec quelle facilité on s'accoutume à la fatigue. Dès les premiers jours du voyage, on est exténué et il semble impossible de parcourir l'itinéraire tracé à l'avance; mais, si l'on persévère, les forces reviennent peu à peu et l'on est tout étonné d'avoir pu faire, pendant quinze ou vingt jours consécutifs, des marches forcées, à la condition toutefois de se bien nourrir, de prendre un repos suffisant et d'avoir la gaîté pour compagnon de route.

Nous recommandons, afin d'éviter les ampoules, de se graisser les pieds, matin et soir, avec la graisse de porc ou le suif.

On ne devra jamais tenter l'ascension d'une haute montagne quand le temps est mauvais ou incertain. A cet égard, il faut consulter les gens du pays. Pour ne les avoir pas écoutés, on risque de se fatiguer beaucoup, sans compensation. La montée devra être faite lentement, sous peine d'essoufflement et de lassitude prématurée.

Les personnes qui veulent rester longtemps sur les glaciers devront, afin d'éviter les brûlures qu'occasionne le soleil, s'envelopper le visage d'un voile vert. On ne doit s'avancer sur les glaciers qu'avec les plus grandes précautions, surtout lorsqu'il a neigé récemment; car alors les crevasses peuvent n'être pas reconnues facilement.

Il ne faut jamais s'exposer à se trouver surpris par la nuit dans les endroits où il n'existe pas de chemins parfaitement tracés.

Quelle doit être la durée d'un voyage à travers les montagnes? Voilà une question à laquelle il semble difficile de répondre, en raison de la multiplicité des conditions à examiner : le temps et l'argent disponibles, l'aptitude à la marche, etc. A ne considérer cette question qu'au point de vue du plaisir, nous sommes d'avis qu'un voyage non interrompu ne doit pas durer plus de vingt jours, à cause de la mobilité de l'esprit humain, qui se lasse vite des spectacles même les plus gracieux ou les plus grandioses. Au bout de ce temps, on n'éprouve plus cette vivacité d'impressions qu'on ressentait pendant les premiers jours. Comme il n'est pas toujours possible d'observer une gradation convenable, tel site, tel lac, telle cascade qui eût excité une vive admiration, à certain moment, ne procure, plus tard, que peu d'émotion, par suite de la comparaison qu'on ne peut s'empêcher de faire avec des objets plus beaux ou, du moins, qui ont été vus à une époque où l'attention n'était pas encore émoussée et possédait sa fraîcheur première.

Nous pourrions ajouter que les sensations qu'on éprouve en voyage ne varient pas seulement avec l'époque, mais encore que, dans une même journée, on admire plus ou moins, selon qu'on est à jeun ou après le repas, qu'on est dispos ou fatigué, selon qu'on est seul ou accompagné. Il suffit souvent d'un peu d'exagération dans la carte à payer donnée par l'aubergiste, pour rendre tel voyageur maussade durant le reste de la journée.

Outre ces influences morales, il en existe d'autres qui résultent de l'état de l'atmosphère ou de l'heure du jour. Certains paysages gagnent à être vus par un beau ciel, d'autres par un temps sombre. Tel site est admirable au coucher du soleil, à cause de l'opposition des lumières et des ombres, et ne produit aucun effet en plein midi. Il est des lieux qui, vus au clair de lune, ont un aspect fantastique.

Voilà autant de raisons qui feront comprendre quelle difficulté existe à établir des comparaisons en voyage.

Enfin, une dernière recommandation que nous faisons aux touristes, c'est de quitter, au début du voyage, leurs soucis habituels, de se laisser aller à la dérive, sans regrets du passé, sans inquiétude pour l'avenir et de jouir du moment présent avec une sérénité inaltérable.

Nous savons que le conseil est plus facile à donner qu'à suivre. Pourquoi faut-il que la bonne humeur ne soit pas une marchandise dont on puisse faire provision, puisqu'elle est une condition essentielle du plaisir des voyages. Ecoutons Topffer à ce sujet :

« Ce n'est pas tout qu'un plan de voyage « heureusement tracé; sans quoi, verrait-on « tant de gens qui passent des mois à bien « tracer toutes les étapes d'une excursion, à « en assurer d'avance toutes les conditions « de plaisir, d'agrément, de commodité con- « fortable, si cruellement déçus quelquefois, « si mortellement ennuyés au milieu de « leurs agréments, si monstrueusement bâil- « lant au sein de leurs plaisirs, réussis pour- « tant, servis chaud et à point? Non sans « doute!

« Tout le monde s'amuserait, les riches « surtout, si l'on pouvait préparer le plaisir, « le salarier et lui assigner rendez-vous. « Mais il n'en est pas ainsi. Rien de libre, « d'indépendant comme ce Protée; rien sur « quoi la volonté, le rang, l'or puissent si « peu; rien qui se laisse moins enchaîner ou « seulement retenir; rien sur quoi on puisse « moins compter à l'avance, ou qui plus ra- « pidement s'envole ou vous délaisse. Il fuit

« l'apprêt, la vanité, l'égoïsme; et à qui veut « le fixer, fût-ce pour un jour seulement, il « joue des tours pendables. C'est pour cela « qu'il est à tous et à personne, qu'il se pré- « sente là où on ne l'attendait pas, et que, « par contre, contre toute convenance, il ne « se présente pas à la fête où on l'attendait... « Il est très-bon, en voyage, d'emporter, ou- « tre son sac, provision d'entrain, de gaîté, « de courage et de bonne humeur. Il est très- « bon aussi de compter, pour l'amusement, « sur soi et ses camarades, plus que sur la « curiosité des villes ou sur les merveilles « des contrées. Il n'est pas mal, non plus, de « se fatiguer assez pour que tous les grabats « paraissent moelleux.

« Au moyen de ces précautions, on voyage « partout agréablement; tous les pays sont « beaux suffisamment, on jouit de tout ce « qui se présente, on ne regrette rien de ce « qu'on n'a pas; s'il fait beau, c'est mer- « veille, et s'il pleut, c'est chose toute sim- « ple. Il faut donc en voyage n'attendre rien « du dehors et emporter tout avec soi : son « sac pour ne pas dépendre du roulage, ses « jambes pour se passer du voiturier, sa cu-

« riosité pour trouver partout des spectacles,
« sa bonne humeur pour ne rencontrer que
« de bonnes gens ; mais si à toutes ces cho-
« ses on peut ajouter encore quelque petit
« goût pour le dessin ou pour l'histoire na-
« turelle, quelque envie d'observer quoique
« ce soit, on a de quoi faire le tour du monde
« avec agrément ; le mouvement, la marche,
« la jeunesse font le reste. »

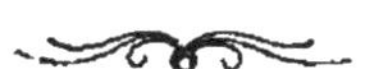

CHAPITRE III.

COUP D'ŒIL GÉOGRAPHIQUE ET HISTORIQUE

SUR LE DÉPARTEMENT DE L'ISÈRE.

Le département de l'Isère, formé d'une parcelle du Dauphiné, tire son nom de la rivière qui l'arrose du nord-est au sud-ouest, et s'étend du 2° 24' au 4° 4' de longitude est du méridien de Paris et du 44° 20' au 45° 52' de latitude. Il est borné, au nord, par les départements de la Savoie et de l'Ain; au sud, par le département de la Drôme et des Hautes-Alpes; à l'est, par ceux des Hautes-Alpes et de la Savoie, et, à l'ouest, par ceux du Rhône, de la Loire et de l'Ardèche. Sa forme est celle d'un trapèze irrégulier; sa longueur, du nord au sud, est de 94 kilomètres; sa largeur, de l'est à l'ouest, est de 115 kilomètres.

Sa superficie, qui est de 829,031 hectares, a été partagée en quatre arrondissements, dont les chefs-lieux sont: Grenoble, Vienne, Saint-Marcellin et la Tour-du-Pin.

Son sol, riche, productif et fertile dans certaines parties du territoire où la culture est très-avancée (vallée de l'Isère, plaine de la Valloire, vallée du Graisivaudan), est pauvre dans certaines plaines arides et sablonneuses et dans les montagnes.

« Le département de l'Isère, disent MM. Fis-
« sont et Vitu, quoique situé dans la région
« méridionale de la France, offre en général
« un climat plutôt froid que chaud, qu'on
« doit attribuer à l'élévation des montagnes,
« à l'influence des neiges perpétuelles et des
« glaciers qui blanchissent leurs sommets. »
Les variations de l'atmosphère sont rapides et fréquentes, et, au milieu de l'été, dans les jours les plus chauds, un abaissement subit de la température se fait souvent sentir. La pureté de l'air y est constante, et, malgré les hivers longs et rigoureux qui sévissent dans

les parties montagneuses, les productions du sol arrivent partout à maturité.

Ce département renferme un grand nombre de lacs. Le plus grand, celui de Paladru, a six kilomètres de longueur et un kilomètre de largeur. Les autres sont les lacs de Valencogne, du Grand-Lemps, les quatre lacs de Laffrey; les lacs de Belledonne, dont les principaux sont les lacs Domeinon, Crouzet, Longet, Merlat, David, Dornin, Blanc, Robert; le lac Laita, près de Pinsot; les huit lacs entre Laferrière et le rivier d'Allemont, les douze lacs des Rousses, dont le plus grand est le lac Blanc; le lac de Lovitel, près de Venosc.

Les principales cascades sont celles du Bréda, de la Pisse, de la Bourne, du Furon, de Sarène, de la Muselle, de l'Enchâtra, de Saint-Christophe, du rivier d'Allemont, de Vaujany, des Fraux, de l'Oursière, de Craponnot, du Périer.

Les richesses minéralogiques abondent dans ce département. On y trouve des marbres, des gypses, de la houille, de l'anthracite, de l'or, du platine, de l'argent, du cobalt, du nickel, du plomb, du cuivre, du fer, du manganèse, de l'antimoine, de l'arsenic, des ardoises.

La flore dauphinoise est, avec celle de la Savoie, la plus riche et la plus variée de toute la France. Les localités de la Grande-Chartreuse, des Sept-Laux, de la Moucherolle, du Col de l'Arc, du mont de Lans, d'Huez, du Lautaret sont classiques et ont été l'occasion, pour Villars et Mutel, de travaux connus de tous les botanistes.

Le département de l'Isère est arrosé par le Rhône, l'Isère, le Drac, la Romanche, le Guiers, la Bourbre, la Bourne, la Gresse et la Gère.

Hauteur des principales montagnes.

	mètres.
Pic du Pelvoux	4,178
Deuxième pic du Pelvoux . . .	3,937
Les trois Ellions	3,511
Le Goléon	3,429
Etendard des Rousses.	3,629
Pic de Belledonne	2,982
Montagne des Sept-Laux	2,970
Taillefer	2,864
Grande-Lance	2,844
Pic du Frêne.	2,808
L'Obiou	2,793

Pic de Larmet	2,784
Quaro.	2,609
Grand-Charnier.	2,560
Grand-Galbert	2,543
Le Colon.	2,393
Le grand Vehmont.	2,350
La Moucherolle.	2,291
Chanrousse	2,255
Mont Aiguille	2,098
Chamechaude	2,087
Petit-Som	2,069
Grand-Som	2,033
Mont Granier	1,938
Grande-Sure.	1,924
Moucherotte.	1,906
Merdaret.	1,842
La Pinea	1,779
Brame-Farine	1,564
Saint-Eynard	1,339
Casque de Néron	1,305
Sappey ou Ecoutou	1,259
Aiguille de Quaix	1,148
Sénèpe	1,138

Le territoire du département de l'Isère était occupé par les Allobroges et les Voconces, lorsque Bellovèse émigra et traversa le mont Genèvre (603 ans avant J.-C.) pour aller fonder des colonies en Italie. — 216 ans après, les Gaulois portèrent la guerre en Italie et menacèrent la puissance romaine. Les Romains, délivrés d'Annibal et de Carthage, vinrent au secours des Eduens et des Phocéens contre les Allobroges et les Saliens, qui furent vaincus ainsi que les Voconces par Fabius Maximus (120 ans avant J.-C.). — Ces pays devinrent alors province romaine. 60 ans après, Jules César entreprit la conquête des Gaules.

L'an 467 après J.-C., tout le territoire situé sur les deux rives du Rhône passa au pouvoir des Bourguignons. Vienne devint la capitale du premier royaume de Bourgogne. Le second royaume de Bourgogne dura jusqu'en 1032 et compta sept rois, dont le dernier, Rodolphe III, désigna pour lui succéder l'empereur Conrad le Salique. Les seigneurs s'opposèrent à la prise de possession. L'un d'eux, Guigues le Vieux, s'empara du Graisivaudan. Un de ses successeurs, Guigues-André, prit le titre de Dauphin.

Humbert II, n'ayant pas d'enfants, céda ses Etats à la couronne de France (1349). Le Dauphiné fut néanmoins administré pendant près d'un siècle comme un pays distinct de la France jusqu'en 1461, époque de l'avènement de Louis XI au trône (1).

Depuis cette époque, le Dauphiné a été le théâtre d'événements mémorables. Il suffit de citer l'effroyable guerre civile qui désola ce pays sous le commandement du baron des Adrets, de Montbrun et de Lesdiguières; les guerres avec la Savoie, successivement conquise et rendue (1630) par Louis XIII; les contestations sérieuses qui s'élevèrent, dès 1760, entre le pouvoir royal et le Parlement de Grenoble et qui aboutirent à la célèbre réunion de l'assemblée des trois ordres au château de Vizille (1788); enfin, c'est près de Grenoble que l'empereur Napoléon Ier retrouva son armée, à son retour de l'île d'Elbe (mars 1815).

Les célébrités qui ont pris naissance dans le département qui nous occupe sont: Guy-Pape, célèbre jurisconsulte du xve siècle; Bayard (1476), surnommé le Chevalier sans peur et sans reproche; le baron des Adrets,

(1) Consulter, à cet égard, l'*Histoire de Grenoble*, par M. Pilot, le *Guide* très-intéréssant de MM. Fissont et Vitu et le livre de M. Maeé, sur Grenoble.

né en 1513. Il devint un des chefs les plus redoutés du parti réformé et passa ensuite du côté des catholiques; Hugues de Lionne et Abel Servien, illustres diplomates, négociateurs du fameux traité de Westphalie (1648); Gentil Bernard, poète du XVIIIe siècle; Vaucanson (1709), grand mécanicien et inventeur du moulin à organsiner; les quatre frères Pâris, célèbres financiers, dont le plus illustre, Pâris-Duvernay, acquit une grande influence auprès du Régent (1726); Condillac, célèbre philosophe, fut en relation avec Locke et adopta ses idées; Mably, son frère (1709), publiciste célèbre, neveu du cardinal de Tencin; Henri Beyle, connu sous le pseudonyme de Stendhal; Tancrède de Dolomieu, savant minéralogiste : on a donné son nom au calcaire magnésien, dolomie; Barnave, rival de Mirabeau; Mounier, le courageux président des 5 et 6 octobre 1789; Casimir Perier, une des gloires de la tribune française et du gouvernement constitutionnel; — le cardinal de Tencin et Mme de Tencin, sa sœur; — Mandrin, né en 1725 à Saint-Etienne de Saint-Geoirs.

Parmi les contemporains : M. Champollion,

M. Vicat, l'inventeur des ciments hydrauliques, une des merveilles de l'industrie moderne; M. Ponsard, de l'Académie française; M. Emile Gueymard, etc.

Le département de l'Isère est desservi par trois chemins de fer :

1° Le chemin de Paris à la Méditerranée, qui le traverse du nord au sud sur la rive gauche du Rhône, avec sept stations depuis Feysin jusqu'au Péage de Roussillon.

2° Le chemin de Saint-Rambert à Grenoble, qui s'embranche sur le précédent à Saint-Rambert (Drôme).

3° Le chemin de Bourgoin.

Grenoble est ainsi en communication directe :

Avec Marseille, par Valence et Avignon;

Avec Paris, par Châlon et Dijon;

Avec Lyon, par Vienne ou par Bourgoin;

Avec Saint-Etienne, par Lyon.

Un chemin de fer est en construction entre Grenoble et Chambéry, et reliera Grenoble avec Turin et Genève.

Deux autres sont projetés :

1° Entre Grenoble et le mont Genèvre, par Briançon; 2° entre Grenoble et Gap.

CHAPITRE IV.

GRENOBLE.

La fondation de Grenoble remonte à l'année 120 avant J.-C. Quintus Fabius Maximus, après avoir défait les Allobroges, établit dans l'emplacement qu'occupe la ville un poste militaire qu'il appela Cularo. Les empereurs Maximien, Dioclétien et Gratien agrandirent son enceinte. Ce dernier y fonda un siége épiscopal. Les habitants, reconnaissants, changèrent le nom de Cularo en celui de Gratianopolis.

Plus tard, la ville fut envahie par les Burgondes, puis par les Sarrasins et délivrée par l'évêque Isarn. La puissance temporelle des évêques fut détruite par les comtes d'Albon et devint l'apanage des Dauphins.

Grenoble eut beaucoup à souffrir des incursions du baron des Adrets. Lesdiguières s'en empara pour le roi Henri IV.

Enfin, c'est de Grenoble que Napoléon, à son retour de l'île d'Elbe, marcha vers Paris à la tête de huit mille hommes.

La population de cette ville est de 33,000 habitants. L'élévation au-dessus de la mer est de deux cent quatorze mètres.

La partie principale de la ville est située sur la rive gauche. Les quartiers Perrière et Saint-Laurent sont sur la rive droite.

Une enceinte fortifiée entoure Grenoble, que dominent encore les forts de Rabot, de la Bastille sur le mont Rachais et la citadelle, bâtie sur la rive gauche, à l'entrée du quartier Très-Cloîtres.

On entre à Grenoble par sept portes : au nord et à l'est, les portes Saint-Laurent, des Adieux et Très-Cloîtres; au midi, celles des Alpes et de Bonne; à l'ouest et au nord-ouest, celles de Créqui et de France. La porte de France et la porte de Saint-Laurent sont sur la rive droite de l'Isère.

Parmi les monuments de Grenoble, on remarque : l'église Notre-Dame, dédiée d'abord à Saint-Vincent, puis rebâtie par l'évêque Isarn. Le chœur renferme un tabernacle du commencement du xve siècle; il est couronné par un dais à trois faces; huit niches placées sur deux rangs étaient ornées, avant les guerres religieuses, de statuettes. Ce tabernacle a 14 m. 32 c. de hauteur. Des rinceaux, des feuilles, des fleurons admirablement sculptés et fouillés décorent ce gracieux monument.

L'église Saint-André est du XIIIe siècle. On y a transporté, en 1823, les cendres de Bayard. On a construit ensuite un mausolée surmonté d'un buste en marbre blanc.

La crypte de Saint-Laurent date du VIIe siècle. Elle se compose d'une seule nef avec deux absides et deux transepts formant une croix latine terminée de tous les côtés par un hémicycle voûté. Elle est décorée de vingt-huit colonnettes dont huit sont plus petites que les autres. La longueur de la crypte est de 11 mètres, sa largeur de 4 mètres et sa hauteur de 7 mètres. D'après M. Pilot, la première église ayant été ensevelie par un éboulement de la montagne, on en aura bâti au-dessus une nouvelle et transformé en chapelle souterraine une partie de l'ancienne.

La Palais-de-Justice a été bâti à diverses époque ; aussi on y retouve presque tous les genres de style. Les armoires et la cheminée de la première chambre sont fort remarquables. On distingue surtout des niches en bois sculpté et couronnées de dais, de fleurons et de pendentifs. Au-dessous sont quatre statues représentant des hommes d'armes.

L'Hôtel-de-Ville et la Préfecture n'offrent rien de remarquable, qu'une vieille tour et une tourelle.

La fontaine Saint-Laurent est située à l'entrée du faubourg de ce nom. Un lion colossal, en pierre de Sassenage, tient entre ses griffes un serpent en bronze qui le menace de son dard. L'eau tombe de la gueule du serpent dans un petit bassin entouré de plantes aquatiques. Ce monument est l'œuvre de Sappey.

La fontaine du Château-d'Eau est située sur la place Grenette ; elle se compose de deux coupes superposées et d'un bassin inférieur. La grande coupe repose sur quatre dauphins en bronze montés par des enfants.

La statue de Bayard se voit sur la place Saint-André. Bayard, blessé à mort à Rebec, se sert de la garde de son épée comme d'une croix et recommande son âme à Dieu. Cette statue est l'œuvre de Raggi.

Etablissements publics.

La bibliothèque de Grenoble renferme 80,000 volumes et 1,200 manuscrits. Dans une première pièce se trouvent les bustes des dauphins. Dans la première salle des livres on remarque les bustes de Condillac et de Mably; dans la seconde, les bustes de Benoît XIV, de Fourier, de Desaix, de Barnave, de Vaucanson, de Van-Praët, de Démosthènes, de Cicéron, de Caracalla et de Juste-Lipse.

Le cabinet d'antiquités est voisin de la grande salle des livres de la bibliothèque. Il contient des objets indiens, chinois, égyptiens, grecs, romains, gaulois, arabes, mexicains, péruviens et japonais, une collection de médailles antiques, grecques, romaines, carthaginoises et gauloises; une collection de médailles modernes.

Le musée de peinture fait suite à la grande salle de la bibliothèque. On y remarque : le *Saint Grégoire*, de Rubens, que plusieurs artistes estiment à l'égal de ceux du même maître, à Anvers; l'*Adoration des Bergers*, de Jordaens; *Philippe d'Orléans, reçu chevalier du Saint-Esprit*, de Philippe de Champaigne; *Louis XIV passant sur le Pont-Neuf*, de Van der Meulen; *Saint Sébastien*, du Pérugin; l'*Adoration des Mages*, du Pérugin; *Jésus-Christ guérissant la femme malade*, de Paul Véronèse; *Saint François d'Assise*, de Véronèse; un *Christ*, de Léonard de Vinci; le *Repos de la Sainte Famille, Jésus-Christ servi par les Anges*, le *Temps*, de l'Albane; une composition mystique, du Tintoret; la *Famille de Tobie*, de Lesueur; *Saint Louis priant*, de Lebrun; une copie de l'école d'Athènes, du Poussin; le *Martyre de saint Barthélemy*, de Ribeira; l'*Assomption*, de Murillo; deux paysages, de Claude Lorrain; un Hobbéma, le plus beau de tous ceux qu'on possède en France, d'après M. Clément de Ris, inspecteur des musées; un Orizzonte, deux Canaletti, un Delacroix, un Diaz, un Cabat, etc.

Musée d'Histoire naturelle.

Le musée d'histoire naturelle, commencé en 1844 et achevé en 1852, renferme des collections de zoologie, de botanique et de minéralogie. Cette dernière est le produit des donations de MM. Héricart de Thury et Emile Gueymard; la collection des fossiles a été donnée par M. Albin Gras. On peut dire qu'après la galerie minéralogique de Paris, celle de Grenoble tient le premier rang pour le nombre et la beauté des échantillons.

Les collections de botanique se composent de l'herbier du célèbre Villars, de l'herbier de Mutel et de l'herbier de la ville.

Le cabinet zoologique, quoique fort remarquable, n'est pas aussi complet que les deux autres.

Le bâtiment du musée limite, au nord, le jardin de botanique. Dans le pavillon de l'ouest, au rez-de-chaussée, se trouve l'orangerie; dans celui de l'est, la salle d'anatomie comparée.

Le pavillon du milieu et les deux corps de bâtiments contigus renferment les préparations de zoologie, de botanique, des expositions horticoles. Au premier étage sont les collections de géologie, de minéralogie et de zoologie.

Promenades.

Le jardin de ville se compose de plusieurs allées d'ormeaux et de platanes, d'un parterre bordé d'orangers, de deux terrasses ombragées par de magnifiques marronniers, dont l'un, contemporain de Lesdiguières, est connu sous le nom de Connétable.

Le jardin botanique renferme une collection de plantes précieuses. On y voyait deux deux lions vivants et des cerfs.

Le cours Saint-André a huit kilomètres de longueur. Il est formé d'une voie centrale et de deux allées latérales plantées de deux rangs d'érables, de platanes, de tilleuls et de sycomores. De chaque côté coulent quatre ruisseaux dérivés de la Romanche et se déversant dans l'Isère.

Le cours Saint-André se termine au village du Pont-de-Claix, au milieu duquel la route se bifurque : celle de gauche conduit à Vizille, où elle se divise en deux branches, l'une allant à Gap par la Mure et Corps, l'autre au mont Genèvre par l'Oisans et Briançon ; celle de droite conduit à Marseille, par la Croix-Haute et Sisteron.

L'esplanade de la porte de France se compose d'un champ de manœuvres environné de plusieurs allées d'arbres. Elle est située entre l'Isère et le village de Saint-Martin-le-Vinoux.

L'Ile-Verte est située sur le bord de l'Isère, en amont de Grenoble. Le cimetière de Grenoble est renfermé dans l'Ile-Verte.

De ces diverses promenades extérieures on jouit de fort beaux points de vue.

Les industries principales de Grenoble sont la fabrication des gants, des ciments hydrauliques et des liqueurs.

Grenoble est le foyer d'un mouvement intellectuel fort important. Les professeurs des Facultés des lettres, des sciences, de droit, de l'Ecole de médecine de cette ville, occupent tous un rang distingué dans les lettres et dans les sciences.

De l'avis général, le séjour de Grenoble est un des plus agréables de France, soit à cause de l'urbanité de ses habitants, soit à cause de la position exceptionnelle de cette ville dans une contrée des plus pittoresques.

CHAPITRE V.

URIAGE, LES QUATRE-SEIGNEURS, HERBEYS, VAULNAVEYS, PRÉMOL, LE MARAIS, CASCADE DE L'OURSIÈRE, CHATEAU DE REVEL, CHAMROUSSE, VIZILLE, LAFFREY.

Uriage.

De Grenoble à Uriage 14 kilomètres.

Pour aller à Uriage, on sort par la porte Très-Cloîtres, on suit la route de Montmélian, on atteint le hameau de la Galochère, après lequel la route tourne vers l'est. Arrivé en face de la gorge de Gières, on prend à droite un chemin bordé de murailles qui conduit au village de Gières. Au sortir de ce village on aperçoit les ruines d'une ancienne forteresse féodale démolie pendant les guerres religieuses. Le vallon boisé dans lequel on monte porte le nom de gorge du Sonnant; il est parcouru dans toute son étendue (6 kilomètres) par le ruisseau de Gières. Après avoir dépassé le hameau du Sonnant on aperçoit tout à coup, sur une colline isolée, le château d'Uriage; bientôt on arrive à l'établissement.

L'ensemble des constructions se compose du Grand-Hôtel, au midi, séparé de l'hôtel du Cercle, situé au nord, par une vaste cour ouverte à l'ouest et fermée à l'est par le bâtiment des bains et par l'hôtel des Bains et l'hôtel Monnet. A l'entrée de la cour sont deux pavillons entre lesquels on aperçoit, de l'autre côté de la route, une belle fontaine au-dessous de laquelle est un bas-relief représentant une naïade qui tient entre ses mains une urne dont elle vide l'eau. L'église de l'établissement est ornée d'un tableau de Paul Véronèse.

Si l'on remonte la prairie qui domine l'établissement, on arrive, en suivant un sentier sinueux, vers la statue des Alpes, par Sappey. C'est un vieillard au front chauve, à la barbe épaisse; son bras droit s'appuie sur un sceptre terminé par un aigle; sur ses genoux se dresse un chamois; derrière lui un ours sort de son antre. Ce groupe est fait avec le ciment de Grenoble.

p. 175

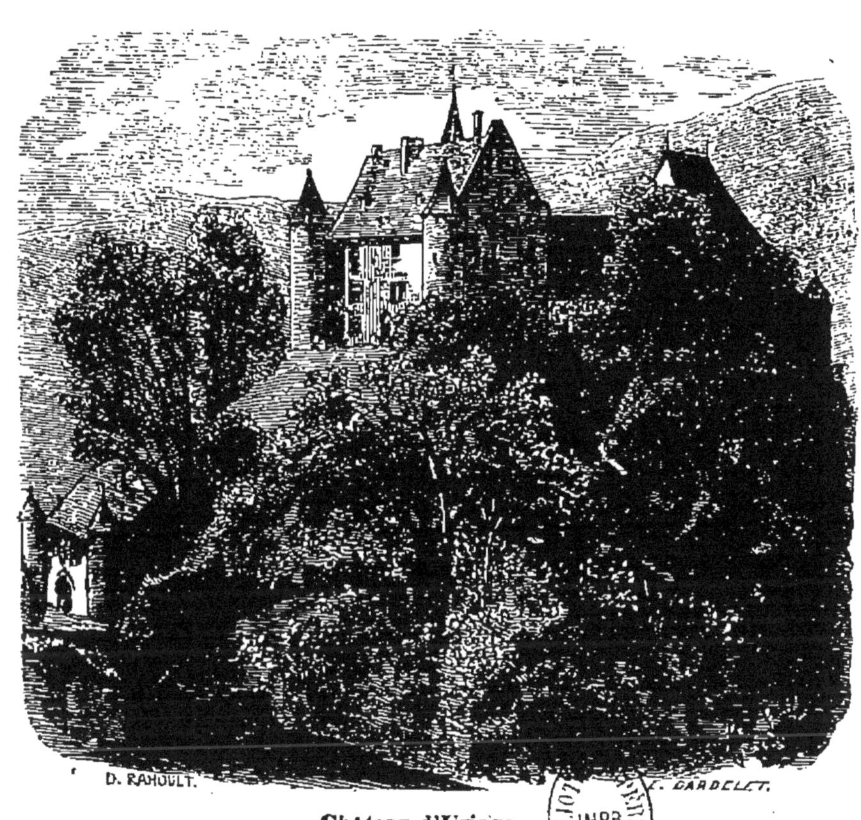

D. RAHOULT. ... GARDELET.

Château d'Uriage.

Château d'Uriage.

Les bâtiments du château d'Uriage n'appartiennent pas tous à la même époque; la portion occidentale remonte à la fin du XIIe siècle; la portion orientale est de construction plus récente.

Ce manoir appartint d'abord à la famille des Alleman, qui combattit les Sarrazins sous la bannière de l'évêque Isarn. Cette famille s'étendit bientôt dans tout le Dauphiné, le Lyonnais et la Bresse. En 1455, elle se composait de vingt branches. On disait proverbialement, pour exprimer leur puissance : « Gare la queue des Alleman. » Leur querelle avec la famille Aynard ensanglanta le Dauphiné.

En 1630, la seigneurie d'Uriage passa, par échange, à la famille de Boffin. En 1659, un mariage fit entrer cette baronnie dans la maison de Langon, dont le dernier représentant, Mme la marquise de Gautheron, laissa pour héritier le comte Louis de Sibeud de Saint-Ferriol.

Le château d'Uriage contient des antiquités égyptiennes, entre autres une série de stèles funéraires, des bas-reliefs, des momies, des figurines en pierre, en bois, en bronze, en terre, des vases peints de fabrication grecque, des tuyaux, des poteries de fabrication romaine, des *ex-voto*, des statuettes, des médailles de divers empereurs romains, des tableaux modernes, des collections d'histoire naturelle.

De la terrasse du château la vue s'étend sur la vallée de Vaulnaveys, terminée par Vizille et son château, sur la gorge du Sonnant et sur la montagne des Quatre-Seigneurs.

Montagne des Quatre-Seigneurs.

La montagne des Quatre-Seigneurs (943 mètres), ainsi nommée parce qu'elle touchait aux quatre seigneuries d'Uriage, de Gières, d'Herbeys et de Vizille, est située à l'ouest d'Uriage. Il faut une heure et demie pour atteindre le sommet. On passe par Villeneuve, où l'on remarque une église dont le clocher, d'architecture romane, est surmonté d'une pyramide en tuf. Près de l'église est un vieux

p 176

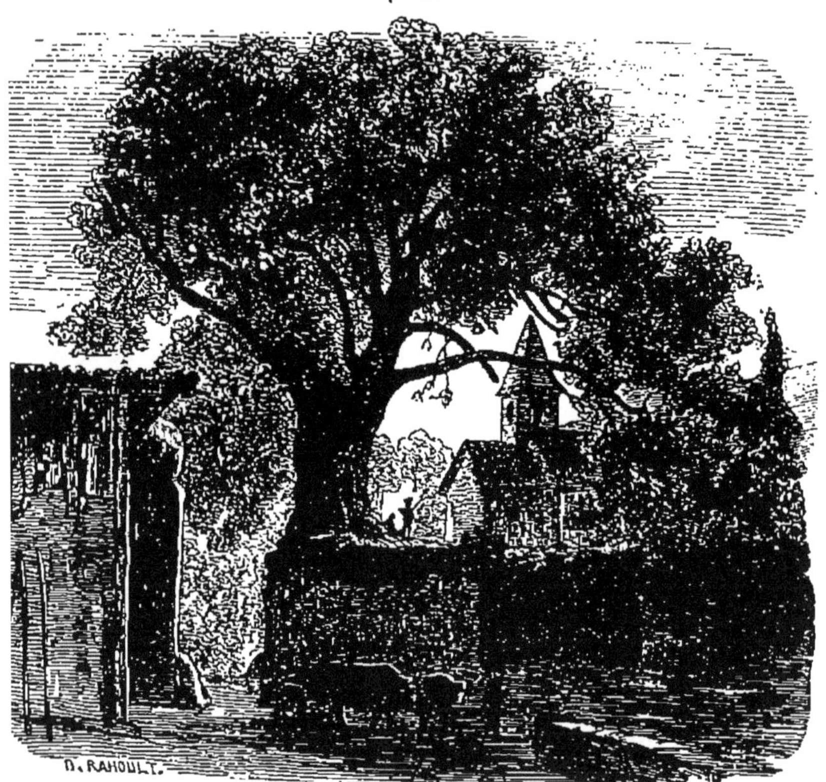

Eglise de Villeneuve. — Tilleul de Sully.

p. 177

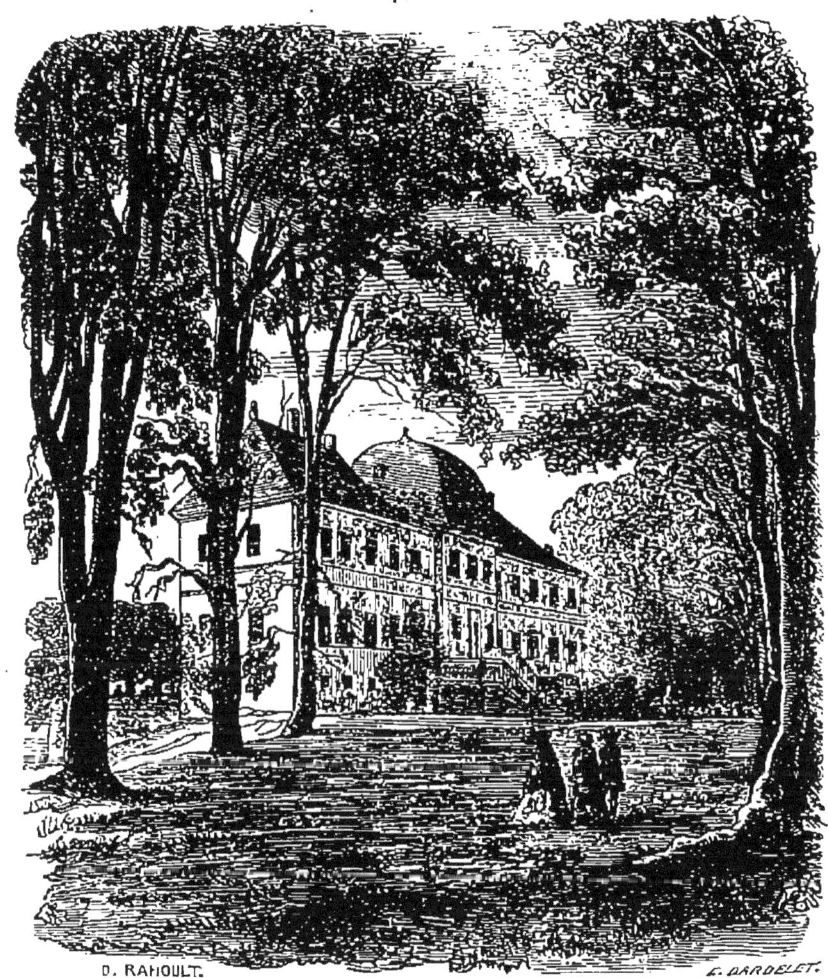

Château d'Herbeys.

tilleul du temps de Sully. Les flancs de la montagne sont couverts de beaux pâturages, mais ils ne sont boisés qu'à la base. L'ensemble de ce mamelon offre l'aspect d'un cône tronqué, isolé de toutes parts, et terminé par un plateau de quelques centaines de mètres d'étendue.

La vue s'étend sur la vallée du Graisivaudan, terminée au nord par les montagnes de la Savoie, à l'ouest par la chaîne de la Grande-Chartreuse; sur la ville de Grenoble, enveloppée dans sa ceinture fortifiée; sur le mont Rachais, au pied duquel est assis le fort de la Bastille; sur la vallée du Drac et les montagnes de Sassenage et de Saint-Nizier. Si l'on se tourne du côté d'Uriage, on aperçoit le château d'Uriage, la cascade de l'Oursière, Chanrousse et la chaîne de Belledonne couverte de neiges éternelles, les forêts de Prémol, Taillefer, les lacs de Laffrey et une partie du cours de la Romanche.

Château d'Herbeys.

A une heure d'Uriage se trouve, au sud-ouest, le village d'Herbeys, situé dans un riant vallon. Le château d'Herbeys était, avant la révolution de 1789, la résidence d'été des évêques de Grenoble. Le dernier évêque qui l'habita, Hay de Bouteville, s'étant montré fort libéral dans l'assemblée tenue pour l'élection des députés du Dauphiné aux Etats-Généraux, s'attira les reproches de ses supérieurs, ne fut pas élu et se livra à un amer désespoir qui le conduisit au suicide. Cet événement tragique eut lieu dans une chambre du château qu'on montre encore aujourd'hui.

Vallée de Vaulnaveys.

La vallée de Vaulnaveys s'étend depuis l'établissement d'Uriage jusqu'au château de Vizille. Elle a dix kilomètres de longueur et cent mètres de largeur moyenne. Son nom lui vient de sa forme (*Vallis Navis*) qu'on a comparée à un navire.

D'anciennes traditions rapportent qu'autrefois la Romanche, au lieu de s'écouler par la gorge de l'Etroit, au-dessous de Vizille, formait un lac dans la vallée de Vaulnaveys et se déversait dans l'Isère par la gorge du Sonnant. M. A. Macé a combattu cette opinion, en s'appuyant sur les considérations suivantes :

1° Au XIIIe siècle, la Romanche occupait déjà son lit actuel; cela ressort de documents historiques.

2° Les bains d'Uriage sont situés à 414 mètres au-dessus de la mer, tandis que Vizille n'est qu'à la hauteur de 280 mètres. Les eaux de la Romanche ont donc toujours dû s'écouler par la gorge de l'Etroit.

A quatre kilomètres d'Uriage on rencontre le village de Vaulnaveys-le-Bas, où abondent les crétins et les goîtreux.

La Chartreuse de Prémol.

Pour aller visiter les ruines de la Chartreuse de Prémol il faut deux heures. On suit le chemin qui conduit à Vaulnaveys-le-Haut (2 kilomètres), puis on monte jusqu'à une scierie; alors on tourne à droite dans un chemin ombragé, au-dessus d'un ravin profond parcouru par un torrent. De distance en distance, on aperçoit des puits de mines et des fosses destinées au grillage des minerais de fer spathique. Ces exploitations sont maintenant abandonnées. Bientôt on arrive à quelques habitations situées au bord d'une espèce d'entonnoir au fond duquel se précipitent les eaux du torrent de Prémol. De magnifiques forêts de sapins dominent ce site sauvage.

Il faut encore monter, en tournant vers la gauche, sur le bord de la forêt, à travers des rocs tombés du sommet de la montagne. Au bout de dix minutes, on s'engage dans la forêt de Prémol. On passe près d'une cascade dont les eaux ont creusé des degrés sur le roc. Enfin, on arrive sur le plateau de Prémol, où se trouvent la maison forestière et les ruines de la Chartreuse (1,095 mètres). Il ne reste plus que quelques pans de murs, une fenêtre à trèfles, deux corps de logis, dont l'un est habité par le garde et dont l'autre sert de résidence d'été au sous-inspecteur des forêts de Vizille.

En 1232, Beatrix de Montferrat, épouse du Dauphin Guigues-André, fonda sur ce plateau un couvent de Chartreusines qui a existé jusqu'en 1789.

Quand les religieuses eurent quitté leur

demeure, les populations du voisinage se précipitèrent sur les bâtiments déserts, dont on enleva tout ce qui pouvait être utilisé pour les constructions. Le temps a achevé cette œuvre de destruction.

Le site de Prémol n'a pas le caractère sombre et grandiose des paysages de la Grande-Chartreuse; il n'est pas enfermé dans une ceinture de rochers et de précipices. On y jouit d'ailleurs d'une vue de quelque étendue sur la vallée de Vaulnaveys, le château d'Uriage, la gorge du Sonnant, au-delà de laquelle on distingue la citadelle de Grenoble et la crête des rochers de Pariset; de l'autre côté on aperçoit, à travers l'échancrure de la vallée de Vizille, le Col de l'Arc, la Moucherolle et une partie du cours de la Romanche.

Le plateau de Prémol est dominé par les pâturages et les bois de Chanrousse. Le sol est marécageux. On peut voir, à une demi-heure des ruines, un petit lac dont la partie centrale est occupée par un îlot flottant qui enfonce sous les pieds. Le nom de Prémol (*Pratum molle*) indique cette circonstance.

De Prémol on peut, en continuant de

monter vers le nord-est, aller à Chanrousse, ou bien descendre à Séchilienne, à l'entrée de l'Oisans. Cette dernière promenade est fort intéressante. Pour aller à Séchilienne on tourne le lit du torrent, puis on s'engage sur le revers méridional de la montagne. Bientôt on aperçoit la vallée de la Romanche, les lacs de Laffrey, le vallon si pittoresque de Séchilienne et son château.

Le Marais.

Au niveau de Prémol, mais plus au nord, existe une ferme appartenant à M. de Saint-Ferriol; c'est la ferme du Marais (1,117 m.), située au milieu d'une prairie marécageuse, où les botanistes trouveront une multitude de plantes aquatiques. Au-dessus de la prairie s'élève une magnifique forêt de sapins.

Le sol du Marais est composé, d'après le docteur Bernard, d'une tourbe spongieuse. L'eau exhale une odeur d'hydrogène sulfuré qui a fait croire que c'était là l'origine de la source d'Uriage. Mais si l'on considère que l'eau du Marais n'est pas saline et que la source d'Uriage, au lieu de suivre la pente de la montagne, jaillit des profondeurs du sol, on reconnaîtra que l'eau du Marais n'a aucune connexion avec la source minérale et que son odeur a pour cause la décomposition, par les matières organiques, du sulfate de chaux dissous dans l'eau stagnante.

Cascade de l'Oursière.

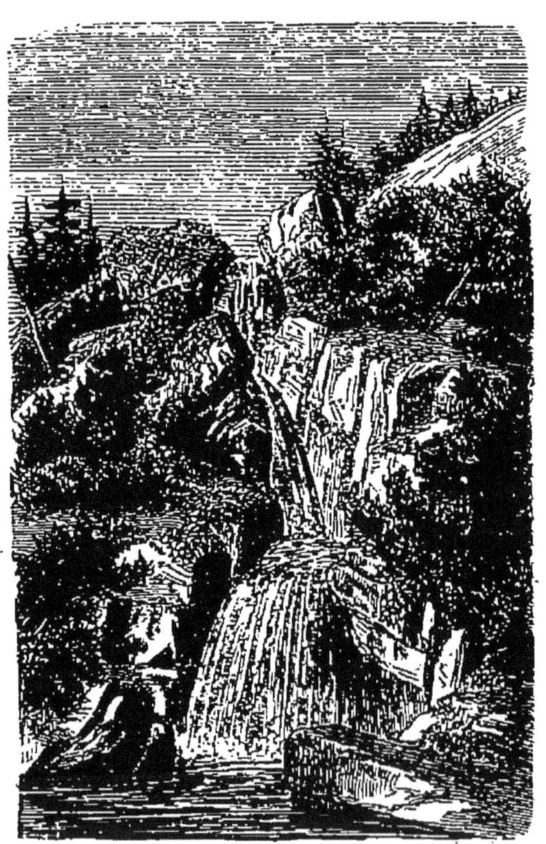

Après avoir dépassé le château d'Uriage, on arrive au village de Saint-Martin; puis on traverse les hameaux de Saint-Nizier et de Pinet. Dans ce dernier hameau on remarque un vieux mur composé de blocs énormes qui ont exercé l'esprit d'investigation des archéologues. Quelques-uns ont cru reconnaître dans ce mur les restes d'une construction druidique. Bientôt, en continuant de gravir les flancs de la montagne, on aperçoit la gorge de Revel. Après avoir traversé une belle forêt de coudriers, de hêtres et de sapins, on découvre la cascade de l'Oursière ou de la Grande-Pisse, formée par le torrent qui, descendu des glaciers de Belledonne et grossi par l'écoulement du lac Domeinon et de quelques autres, passe près de Revel et va se jeter dans l'Isère, au-dessous de Domène.

La cascade de l'Oursière est formée par une succession de chutes dont la principale est magnifiquement encadrée par une belle végétation. Pour voir de près la cascade il faut prendre, à gauche, un petit sentier ombragé que l'on suit pendant cinq minutes.

Trois heures pour aller à la cascade et deux heures pour revenir à Uriage.

Château de Revel.

Les personnes qui, après avoir visité la cascade de l'Oursière, voudront aller voir les ruines du château de Revel traverseront le ravin où coule le torrent. L'époque de la construction du château de Revel n'est pas connue. Il a appartenu à une branche de la famille des Revel, dits les Grands-Maîtres, en mémoire de Hugues de Revel, grand-maître de l'ordre de Saint-Jean-de-Jérusalem. Il devint ensuite la propriété des Alleman, seigneurs d'Uriage. En 1630, il passa dans la maison de Boffin, puis, en 1707, dans celle de Francon. Les restes du château appartiennent actuellement à un habitant de Revel.

Chanrousse.

Il faut environ sept heures pour arriver au sommet de Chanrousse. On doit se munir de provisions. Quatre chemins y conduisent : on peut passer par Prémol, par le Marais, par la cascade de l'Oursière et, enfin, par un autre chemin qui traverse les forêts situées au sud-ouest de la cascade. Ce dernier sentier et celui de Prémol sont les plus faciles. Avant d'arriver au sommet on rencontre le chalet de la Balme.

On a planté sur le sommet de Chanrousse (2,247 mètres) une croix colossale, munie d'un paratonnerre. Cette croix est visible de Grenoble et de ses environs. En creusant les fondations du piédestal de la croix de Chanrousse, on a trouvé huit médailles romaines en bronze, dont une du temps de Néron.

Du haut de Chanrousse la vue embrasse un immense horizon : à l'ouest, les montagnes de la Grande-Chartreuse, par-dessus lesquelles on découvre les plaines dauphinoises et lyonnaises, les montagnes d'Autrans et de Saint-Nizier ; à l'est et au sud-est, les glaciers de l'Oisans et du Briançonnais, Taillefer et la Bérarde, les pics du Pelvoux ; au sud, les lacs de Laffrey, l'Obiou, le mont Aiguille. A ses pieds on voit le lac Robert, entouré de flaques de neiges.

Le panorama de Chanrousse est splendide et a toujours trouvé de nombreux admirateurs. L'un d'eux, M. Albert du Boys, est allé jusqu'à dire : « La vue qu'on a de cette som« mité est comparable à celle du Righi, en

« Suisse. D'un côté, on découvre, dans le « lointain, les plaines de la Valloire et du « Lyonnais, par-dessus les montagnes du « Graisivaudan ; de l'autre côté, on a le pa- « norama des glaciers de l'Oisans et du « Briançonnais : Taillefer et la Bérarde sur « le premier plan, et, sur le second, les pics « du Pelvoux, ce géant de nos Alpes fran- « çaises, qui rivalise avec le mont Blanc. Il y « a là, entre Chanrousse et le mont Viso, un « entassement colossal de rocs et de gla- « ciers qui surpasse tout ce que la Suisse et « le Tyrol offrent de plus sauvage. »

M. Albert du Boys est un homme d'un goût exquis ; mais nous croyons qu'un sentiment patriotique fort louable l'a conduit à une exagération évidente, lorsqu'il a comparé Chanrousse au Righi et a déclaré le panorama dauphinois supérieur à ceux de la Suisse. Nous avons souvent remarqué, dans plusieurs livres écrits à Grenoble, une semblable prétention. Nous pensons qu'il est plus sage de s'abstenir de comparaisons, toujours inexactes, et que, pour faire admirer le Dauphiné, il n'est pas nécessaire de rabaisser la Suisse, la Savoie et le Tyrol.

Vizille.

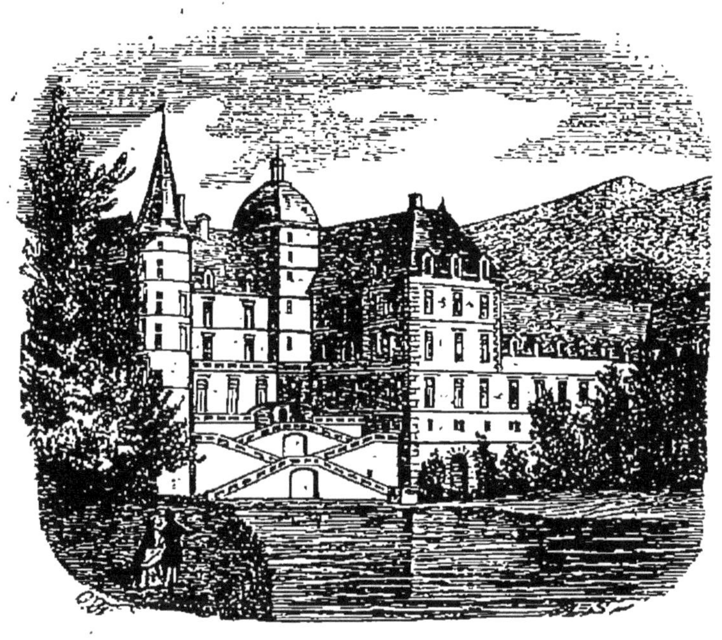

Vizille est distante de Grenoble de 17 kilomètres. Cette ville renferme 3,200 habitants; elle est située près de l'extrémité occidentale de la vallée de la Romanche, sur le parcours de la route qui conduit de Grenoble à Briançon, au pied des collines de Laffrey, au sud; de Montchaboud, au nord; de Champ, à l'ouest. Le tissage des toiles, l'imprimerie sur étoffes, l'exploitation du gypse sont les principales industries de Vizille.

La terre de Vizille dépendait du domaine des Dauphins. Le baron des Adrets s'en empara et passa les habitants au fil de l'épée (1563). A la suite d'une trève, Vizille fut rendue aux catholiques, puis engagée à Lesdiguières pour 2,000 écus d'or.

L'ancien château était alors en ruines, Lesdiguières entreprit de le reconstruire. La première portion consiste en un corps de logis massif, flanqué de plusieurs tours; la seconde est faite dans le goût florentin, qui s'introduisit en France avec Marie de Médicis. Un magnifique escalier relie les deux corps principaux. Il se compose de plusieurs étages de doubles rampes, bordés de balustres en pierre et décorées de statues. Au-dessus de l'ancienne porte d'honneur du château on voit la statue équestre de Lesdiguières, en bronze et en demi-bosse.

La terre de Vizille passa à la maison de Villeroy et fut acquise du dernier duc de ce nom, en 1775, par Claude Perier, négociant à Grenoble.

Le 21 juillet 1788, les délégués de la noblesse et du tiers-état se réunirent dans la salle du jeu de paume, sous la présidence du comte de Morges. Le secrétaire était Mounier. Ils adressèrent au roi des représentations empreintes d'une noble fermeté.

En 1825, le château de Vizille fut la proie d'un incendie. Cinquante maisons de Vizille furent brûlées. Le château fut restauré par les soins de M. Augustin Perier, neveu du célèbre Casimir. Actuellement le château de Vizille est occupé par des ateliers de filature et d'impressions sur étoffes.

Devant le château se déploie un magnifique parc abrité par de beaux ombrages et parcouru par des eaux abondantes et limpides.

Laffrey.

25 kilomètres de Grenoble.

C'est au pont de Vizille que commence la montée de Laffrey, longue de deux heures (7 kilomètres). On rencontre l'église de Saint-Firmin, bâtie par les Templiers dans le style roman. Sur le territoire de Saint-Firmin existent de nombreuses exploitations de gypse.

Au sommet de la montée on découvre le bassin de Vizille ; à mi-coteau, le clocher de Mésage ; plus loin, Grenoble, la Bastille et le

p. 190

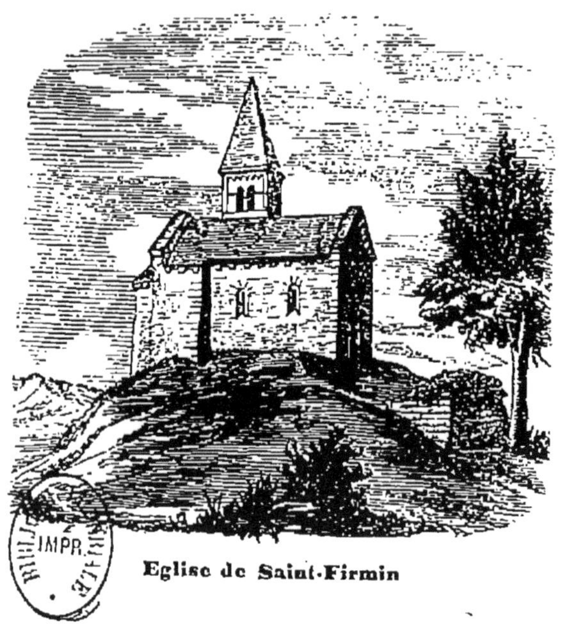

Eglise de Saint-Firmin

fort Rabot, la gorge de Vaulnaveys, le château d'Uriage, la vallée de Séchilienne et de l'Etroit. Ces deux dernières sont parcourues par la Romanche. Plus haut, on aperçoit les forêts de Prémol, les pâturages de Chanrousse, la chaîne de Belledonne, Taillefer, les montagnes de la rive droite de l'Isère.

Le village de Laffrey est situé sur un plateau élevé (950 mètres) où la tempête règne parfois avec une extrême violence.

En sortant de Laffrey on trouve de beaux ombrages et on arrive bientôt sur les bords des lacs, qui se suivent sur une étendue de dix kilomètres, depuis le lac Mort jusqu'au lac de Pierre-Châtel. On y pêche le brochet, la perche, le veyron, les carpes et les tanches.

Le lac Mort est très-encaissé; sa surface est moins agitée par les orages que celle des autres lacs.

Le second lac est le plus grand, il a 1,700 mètres de longueur sur 450 mètres de largeur.

Le troisième lac vient après pour la grandeur; on l'appelle lac de la Fayolle.

La quatrième lac est peu profond. Il est à peu de distance de Pierre-Châtel.

En sortant du village de Laffrey, à l'angle du mur du cimetière, on remarque une plaque de marbre sur laquelle sont inscrites les paroles suivantes : « Soldats! je suis votre « empereur, ne me reconnaissez-vous pas? « S'il est parmi vous un soldat qui veuille « tuer son général, me voici. » C'est en effet dans cet endroit que Napoléon, à son retour de l'île d'Elbe, rencontra un bataillon chargé de l'arrêter. Les soldats répondirent aux paroles de Napoléon par le cri de *Vive l'Empereur!* et marchèrent sur Vizille, puis sur Grenoble, au milieu des acclamations enthousiastes des populations.

CHAPITRE VI.

PIC DE BELLEDONNE. — TAILLEFER.

Après les sommets inaccessibles du Pelvoux et de l'Etendard des Rousses, le pic de Belledonne est la montagne la plus élevée du Dauphiné (2,982 mètres). Aussi la vue qu'on a du haut de ce pic, quoique inférieure à celle du Righi, du Faulhorn, du Pilate, du Niesen en Suisse, du mont Blanc, du Buet en Savoie, est une des plus grandioses qu'on puisse admirer (1). Cette excursion peut se faire en un jour et demi. Les conseils que nous avons donnés dans le premier chapitre de la seconde partie sont surtout applicables à cette

(1) Nous recommandons l'excellent livre de M. A. Macé sur le pic de Belledonne. 1858.

ascension. Nous y renvoyons le lecteur. Nous croyons devoir prévenir les touristes qui veulent aller à Belledonne qu'ils doivent emporter avec eux des provisions de bouche, un bâton ferré, un couteau, une coupe en cuir pour boire; qu'il est nécessaire, à moins de marcher toute la nuit, ce que nous ne conseillons pas, de coucher dans un chalet; enfin, qu'il faut être accompagné d'un guide, soit Marquet, de Revel; soit M. Rambaud, de Saint-Martin-d'Uriage; soit M. Guerre, d'Allevard, ou les frères Mury, de Vaulnaveys.

Les divers itinéraires qu'on peut suivre sont :

1° Uriage, Saint-Martin-d'Uriage, Pinet, la Combe de l'Oursière ou de la Grande-Pisse, les pâturages de la Pra, le lac Domeinon.

2° Domène, Revel, les granges de Freydières, les prés Rémond, le lac Crouzet, le lac Domeinon.

3° Villard-Bonnot, Sainte-Agnès, la Faure, le Fay, le lac Blanc, le col de Freydane.

4° Articol, dans la vallée d'Olle en Oisans.

5° Allemont en Oisans, les Challanches, les rochers de Bâton, le col de la Grande-Vaudaine, le lac Claret.

6° Livet en Oisans, le col de la Petite-Vaudaine, les lacs David et Longet.

Nous décrirons le premier itinéraire, celui que nous avons suivi en 1859.

Nous avons déjà décrit la partie du chemin qui aboutit à la cascade de l'Oursière (voir *Cascade de l'Oursière*, p. 183). Au-delà, on gravit, à travers les bois, pendant vingt minutes, un petit sentier en lacets qui aboutit à une prairie terminée, à son extrémité orientale, par un escarpement de rochers sur lesquels se précipite le torrent en formant une magnifique cascade. Après avoir escaladé les rochers, on arrive dans de beaux pâturages entourés de chaque côté par des montagnes escarpées. En se retournant on découvre la vallée de Domène et une partie de la vallée de l'Isère.

C'est dans le chalet situé au fond de cette prairie qu'il faudra passer la nuit.

Nous souhaitons aux voyageurs qui viendront y chercher un abri d'être mieux couchés que nous ne le fûmes. Lorsque nous arrivâmes dans ce habert, un Anglais, accompagné de deux habitants de Revel et de deux domestiques, se chauffait auprès du foyer. Un mulet avait apporté deux énormes malles remplies de vêtements, d'ustensiles de chasse et de provisions de bouche. Le lendemain, ils devaient parcourir les montagnes pour chasser le chamois. En qualité de premiers occupants, ils se couchèrent sur la paille qui sert de lit aux bergers. L'un de nous s'étendit sur un banc, l'autre sur une planche de deux décimètres de largeur qu'on mit par terre sous le banc. Rambaud, notre guide, et les bergers étaient assis autour du feu. Un vent froid circulait au-dessus et au-dessous de la porte, s'il faut appeler de ce nom une planche laissant en haut et en bas une large ouverture. Quel est donc le mauvais plaisant qui prétend qu'une mauvaise nuit est bien vite passée? Nous nous mîmes en route avant l'aube, laissant notre Anglais jouir en paix des douceurs d'un sommeil que nous n'avions pas goûté.

Ce chalet est la dernière habitation qu'on rencontre dans ces montagnes. Le vallon au fond duquel il est situé forme une espèce de bout du monde fermé au nord, à l'est et à l'ouest, par des escarpements en apparence inaccessibles. Cependant il est possible d'en sortir en gravissant à droite ou à gauche des pentes rapides. C'est à gauche qu'il faut passer, dans un sentier sinueux, où le bâton ferré sera d'un grand secours. Parvenu au sommet de la montée, on parcourt les beaux pâturages de la Pra, en laissant à droite les lacs David et Longet; puis on arrive près du lac Claret, et on voit plus loin, à gauche, le lac Merlat. Il faut alors gravir une pente sur laquelle s'écoule une partie des eaux du lac Domeinon; l'autre partie va alimenter le lac du Crouzet, situé à gauche, et former le torrent qui arrose la combe profonde de Lancey. Avant cette bifurcation, ces eaux réunies forment, au sortir du lac Domeinon, une belle chute qui s'étale sur les rochers en une large nappe. Le lac Domeinon est à 2,253 mètres d'altitude. A l'ouest on aperçoit la montagne de Colon et la Grande-Lance, entre lesquelles se trouve le lac du Crouzet; à l'est, les trois pics de Belledonne.

A ces hauteurs on éprouve un sentiment délicieux de béatitude parfaite. La vue des lacs, des rochers, des prairies, le bruit des torrents, la pureté de l'air, la solitude, tout contribue à plonger l'âme dans un quiétisme contemplatif rempli de charmes. La pensée se transporte involontairement de ce milieu pur et serein à ces vastes fourmilières humaines où s'agitent tant de passions et tant d'intérêts. On ne peut s'empêcher de prendre en pitié les hommes qui consument leur vie à la poursuite des honneurs, de la gloire et de la richesse.

Nous estimons qu'un séjour au milieu de ces belles solitudes est plus propre à convaincre de la vanité des grandeurs humaines que les plus éloquentes déclamations des orateurs et des philosophes.

Ce sentiment destructeur de l'activité humaine, nous l'avons encore éprouvé aux Sept-Laux, à l'alpe d'Huez, au pied des Rousses, à l'alpe du mont de Lans, au Grand-Saint-Bernard, à la Grimsel, au plateau de la Gemmi, à l'allée Blanche, au col Iseran, aux cols d'Allée et du Bonhomme, aux déserts de Sales et de Plattei et en plusieurs autres lieux du Dauphiné, de la Savoie et de la Suisse. Le Dauphiné a même, suivant nous, cet avantage sur la Suisse, qu'étant moins parcouru, on n'est pas exposé à y rencontrer ces caravanes de touristes dont la vue détourne le cours des idées et détruit le charme de ces vagues rêveries auxquelles on aime à s'abandonner.

Du lac Domeinon il faut encore trente minutes environ pour atteindre une pente de neige durcie, mais non crevassée, qu'il faut gravir en traçant des degrés au moyen du bâton ferré. On peut cependant éviter de monter ce glacier, en faisant un détour sur les roches éboulées qui le bordent à droite. Bientôt on arrive à une arête fort étroite qu'il faut franchir avec précaution, sous peine de glisser sur le glacier qu'on domine et de redescendre ainsi jusqu'en bas, au point d'où l'on était parti. On voit alors se développer un plateau couvert de neige, vers le milieu duquel existe un petit lac glacé. Au bout d'une demi-heure de marche sur la neige, on arrive enfin à la croix de bois qui couronne le pic de Belledonne (2,981 mètres). Le voyageur se trouve alors amplement dédommagé des fatigues de l'ascension.

A l'ouest, par-dessus la Grande-Lance, on aperçoit le massif de la Grande-Chartreuse, le Casque de Néron, le mont Rachais, le Saint-Eynard, la Grande-Sure, les rochers de Chalves, la Pinéa, Charmant-Som, le Grand-Som, le Haut du Seuil, la Dent de Crolles, le mont Granier.

Au nord-ouest, la Dent du Chat, la Dent de Nivollet et le lac du Bourget, le Rhône, le Jura, le Salève, les Beauges.

Au nord-est, le mont Blanc, le mont Rose et le Saint-Gothard.

A l'est, le Grand-Saint-Bernard, le mont Iseran, le Petit-Saint-Bernard, la Vanoise, les montagnes de la Tarentaise et de la Maurienne, le Thabor.

Plus près, la roche Saint-Hugon, le Grand-Charnier, la montagne des Sept-Laux, au pied de laquelle on voit couler, dans un ravin profond, l'Eau-d'Olle, descendue de la Maurienne.

Plus à droite, on découvre les beaux pâturages d'Oz, d'Huez et de Brandes, couronnés par les Petites-Rousses et par les Grandes-Rousses, dont le sommet, l'Etendard, se dresse majestueusement au-dessus d'immenses glaciers. Les villages d'Oz et de Vaujany apparaissent au milieu de bosquets d'arbres entourés de magnifiques cultures.

Au sud-est se déroule la vallée du Bourg-d'Oisans, parcourue par la Romanche. Plus haut on remarque les pâturages du mont de Lans, le pic de la Belle-Etoile, les glaciers de la Bérarde, dominés par le Pelvoux, et la montagne des Trois-Ellions.

Au sud, les montagnes de l'Infernet et la masse de Taillefer, l'Aurouse et l'Obiou, la vallée du Drac, le mont Aiguille, le Grand-Vehmont, la Moucherolle.

Au sud-oüest, les montagnes de Saint-Nizier, du Royannais, de l'Ardèche et du Vivarais. Par delà l'échancrure de la vallée de l'Isère, s'étend la vaste plaine dauphinoise, bornée par le Rhône; puis, au-dessus de Lyon, les montagnes du Forez et du Lyonnais.

Du pic de Belledonne descendent, à l'ouest, les glaciers de Freydane, qui aboutissent à un lac que la couleur de ses eaux a fait nommer lac Blanc.

Malgré la beauté ravissante du tableau qu'on a sous les yeux, il reste encore un regret et comme un désappointement : c'est de ne pouvoir escalader un pic plus élevé qui montre ses flancs déchiquetés et dresse son sommet inaccessible au-dessus du pic où se trouve la croix.

Le retour pourra être effectué :

1° En suivant en sens inverse l'itinéraire dejà parcouru, ou par un des cinq autres itinéraires énumérés au début de ce chapitre.

2° Les voyageurs qui voudront aller visiter l'Oisans descendront, en trois heures, le long d'une pente rapide, à Articol, dans la vallée d'Olle. De ce hameau ils pourront aller au rivier d'Allemont, en remontant le torrent, ou bien, en suivant le cours de l'Eau-d'Olle, atteindre, en une heure et demie, le village d'Allemont et, une heure plus loin, la route de Briançon à Grenoble, vers le hameau des Sables.

Les touristes qui préféreront l'un des autres itinéraires devront redescendre les pentes glacées de Belledonne déjà parcourues.

3° Ceux qui voudront passer par le col de Freydane et le lac Blanc gravironts, au nord, des pentes escarpées, puis, arrivés sur l'arête, descendront les glaciers qui la séparent du lac Blanc. Il faut alors monter, à droite, sur un plateau au nord duquel se précipitent les eaux du lac Blanc, en formant deux belles cascades. On descend ensuite au pied de la montagne du Grand-Replomb jusqu'à Sainte-

Agnès. Cette route est pénible et très-longue, mais fort intéressante.

4° Si l'on préfère la seconde direction, il faut revenir jusqu'au point de partage des eaux du lac Domeinon, puis aller vers le lac du Crouzet, descendre ensuite vers la fontaine nommée Cul de la Vieille, traverser le ruisseau et se diriger vers le habert de la Pierre du Mercier. On descend alors dans un sentier rocailleux qui domine un ravin où périt un pauvre colporteur de l'Oisans. A droite s'élève la Grande-Lance; à gauche, la montagne de Colon. On découvre bientôt une cascade formée par le ruisseau venu du lac Crouzet; à droite on aperçoit une autre cascade formée par le ruisseau qui descend du glacier de la Sitre ou de la Grande-Lance. Plus loin on parcourt les prés Rémond, puis une forêt de sapins qui domine les granges de Freydières, d'où il ne faut plus que deux heures pour gagner Revel.

5° Quant à la cinquième direction, elle est fort longue et commence près du lac Claret, où s'ouvre le col de la Grande-Vaudaine. De là, par les rochers de Bâton, on descend aux mines des Challanches, puis à Allemont.

6° Le col de la Petite-Vaudaine commence près du petit lac David et conduit à Livet.

Taillefer.

Pour faire l'ascension de Taillefer (2,861 mètres), on peut prendre pour point de départ Saint-Barthélemy, près de Séchilienne, Laffrey, Ornon, dans la vallée de la Lignare.

L'itinéraire le plus facile consiste à partir de Laffrey, où l'on prendra des provisions, à longer la rive orientale du lac Mort. Puis, laissant à gauche le ravin du Grand-Riou, on atteint le hameau du Désert, ensuite le village de la Morte, trois heures après avoir quitté Laffrey.

C'est à la Morte qu'il faut passer la nuit. Le lendemain on se remet en route. Il ne faut que quatre heures pour arriver au sommet de Taillefer.

On traverse d'abord un grand bois de sapins, puis des pâturages au delà desquels se trouvent de hauts rochers qu'il faut longer dans la direction du midi. A droite de ces rochers on aperçoit trois petits lacs. On arrive bientôt vers l'arête de Brouffier, sur laquelle existe un filon de plomb argentifère et de sulfate de baryte. Ce filon traverse d'abord un lambeau de calcaire magnésien du lias, puis il s'enfonce dans les schistes talqueux verdâtres.

A droite de l'arête de Brouffier on aperçoit le vallon de Val-Noir. Lorsqu'on est arrivé à l'extrémité de l'arête, on traverse un petit plateau couvert de neige. Il faut ensuite parcourir une nouvelle arête qui aboutit au sommet de Taillefer.

Le panorama de Taillefer est comparable à celui de Belledonne. Plus étendu que ce dernier au midi, il est borné au nord. De même que du pic de Belledonne, la vue est arrêtée, au midi, par les cimes de Taillefer.

Au nord-est on aperçoit les pâturages d'Huez, terminés par les Grandes-Rousses; plus loin, vers le nord, les Sept-Laux, les montagnes de la Maurienne, de la Tarentaise, le mont Blanc; à l'est, l'alpe du mont de Lans, le pic de la Belle-Etoile, les glaciers du mont de Lans, de la Bérarde et du Pelvoux;

au midi, les montagnes du Valbonnais, de la Mateysine, du Trièves, du Devoluy, l'Aurouse et l'Obiou; à l'ouest, les montagnes du Vercors, du Royannais, de Villard de Lans, le Grand-Vehmont, la Moucherolle, le mont Aiguille, la vallée du Drac; au nord, la vallée de l'Isère, le massif de la Grande-Chartreuse et la chaîne de Belledonne.

Revenu à la Morte, on pourra descendre :

1° Par Saint-Barthélemy, à Séchilienne, dans la vallée de la Romanche.

2° Par les hameaux du Désert et de Sapey, au lac Mort et à Laffrey.

3° Par Chabotté, Moulin-Vieux, les Mazoires, Ville, Fontagneux, Molar, la Roche, Lavaldens, à la Mure

CHAPITRE VII.

ALLEVARD, LE BOUT DU MONDE, BRAME-FARINE, SAINT-HUGON, GROTTES DE LA JEANNOTTE, LA TAILLAT, VAL GLEYZIN, CHATEAU BAYARD, PONT-HAUT, LES SEPT-LAUX.

Allevard.

La route de Grenoble à Allevard (42 kilomètres) traverse le village de Gières, à la jonction du chemin qui conduit à Uriage, puis ceux de Muriane, Domène, le Versoud, Lancey, Villard-Bonnot, Brignon, Froges et Tencin. De ce dernier village on peut aller à Theys et à la Ferrière par le col du Merdaret. Ceux qui connaissent déjà Allevard et veulent visiter les Sept-Laux pourront suivre cette voie, dont nous donnerons la description plus loin. Après Tencin on arrive à

Goncelin (29 kilomètres 1/2). Pendant ce trajet, on a remonté, du sud au nord, la fertile vallée du Graisivaudan, dominée, à l'est, par le Saint-Eynard et les rochers de Saint-Pancrace. A Goncelin on quitte la route de Montmélian, pour tourner à droite jusqu'à Morestel, d'où la vue est encore plus étendue. Après avoir dépassé la gorge du Fay, on entre dans le frais vallon de Saint-Pierre, au-dessus duquel on remarque la tournelle d'Acquin et le château de la Roche-Commiers, deux constructions du Moyen-Age.

Le prieuré de Saint-Pierre-d'Allevard, dont il ne reste plus qu'un clocher en tuf, était une des maisons de l'ordre de Cluny. Il fut fondé au XIe siècle. Cette maison fut un des siéges de l'inquisition qui, vers la fin du XIVe siècle, fit brûler un grand nombre de vaudois.

Le manoir de la Roche-Commiers occupe le centre d'une plate-forme avancée de Brâme-Farine. L'ancienne maison de la Roche de Saint-Pierre s'éteignit en 1442. Françoise de Saint-Pierre, dernier rejeton de cette famille, épousa Hugues de Commiers. Depuis lors on ajouta le nom de Commiers à celui de la Roche.

Après l'extinction des Commiers, cette terre passa à la famille Barral.

Enfin, après avoir parcouru 4 kilomètres depuis Goncelin, on arrive à Allevard, situé à 465 mètres d'altitude, dominé, au nord-ouest, par la montagne de Brâme-Farine; à l'est, par la Taillat et le Petit-Charnier, entre lesquels s'ouvre la gorge du Bréda.

Les goîtreux et les crétins sont nombreux dans la vallée d'Allevard.

Château d'Allevard.

Si l'on remonte la gorge du Bréda, on ne tarde pas à arriver au château d'Allevard, construit au commencement de ce siècle par le comte Barral. Il contient un grand nombre de portraits de dames portant le costume du règne de Louis XV. Les bâtiments n'offrent rien de remarquable. Le parc qui les entoure renferme des ombrages magnifiques. Le Bréda y forme une belle cascade. De presque tous les points du parc on jouit d'une vue admirable sur la vallée d'Allevard et sur le glacier de Gleyzin.

Fonderie.

Si l'on continue de remonter le cours du Bréda, on arrive, au bout de dix minutes, à la fonderie où l'on exploite les minerais de fer spathique extraits des montagnes voisines. La fonte qui sort de cette usine est très-estimée dans le commerce métallique. Cette supériorité est due à l'excellente qualité des minerais et à l'emploi du charbon de bois comme combustible. Les personnes désireuses d'étudier la fabrication de la fonte pourront demander la permission de visiter l'usine et assister à la coulée de la fonte. Cette dernière opération procure un spectacle fort intéressant, lorsque, de la partie inférieure du creuset, le métal liquide s'élance sous forme de lave incandescente en projetant des milliers d'étincelles, et se répand ensuite dans les larges lingotières moulées dans le sable, en formant comme un ruisseau de feu.

Le Bout du Monde.

Lorsqu'on veut aller visiter la gorge du Bout du Monde, il faut traverser le pont jeté sur le Bréda, près de la fonderie. Au bout de cinq minutes de marche sur la rive droite du torrent, on arrive dans un ravin formé par deux parois de rochers à pic que couronnent une multitude d'arbres. Le Bréda s'élance de roc en roc avec un bruit formidable. Au dernier plan, les glaciers du Gleyzin terminent cet admirable tableau. Mais, comme le fait remarquer M. Rigollot, le moment où l'opposition des lumières et la richesse du coloris prêtent le plus d'éclat à cette scène, c'est au coucher du soleil, quand la gorge tout entière est plongée dans l'ombre bleuâtre du soir et que les roches neigeuses du Gleyzin baignent encore dans des flots de lumière.

Brâme-Farine.

L'ascension de la montagne de Brâme-Farine, qu'on voit à l'ouest d'Allevard, peut se faire en deux heures trente minutes. On suit, près de la tour du Treuil, un ravin ombragé de beaux noyers, puis on gagne un chemin pierreux qui décrit de nombreuses sinuosités sur les flancs de la montagne. A moitié chemin on rencontre un cabaret nommé *Maison-Blanche*, où l'on pourra se reposer et prendre un repas.

Du sommet de Brâme-Farine le regard embrasse toute la vallée d'Allevard, le Petit et le Grand-Charnier, les glaciers de Gleyzin et de Belledonne, les montagnes de la Savoie; à l'ouest, la vallée du Graisivaudan et les montagnes de la Grande-Chartreuse; au nord-ouest, le Colombier.

La descente peut se faire en quinze minutes sur des traîneaux recouverts de branchages que des hommes entraînent en courant sur une descente rapide, moyennant 2 fr. pour deux personnes.

Chartreuse de Saint-Hugon.

Il faut cinq heures, aller et retour, pour voir les ruines de Saint-Hugon. On suit d'abord la rive droite du Bréda, puis on arrive au torrent du Bens, un des affluents du Bréda. On laisse à gauche le village de la Chapelle-du-Bard, celui d'Arvillard, le Cret de Sainte-Marguerite; on passe à Mont-Garrin, puis on traverse le pont du Diable, d'une seule arche, jeté hardiment à une hauteur de cent mètres au-dessus du Bens. On gravit un chemin ombragé qui longe la rive droite du torrent. Enfin, on arrive (2 heures 30 minutes) aux ruines de Saint-Hugon.

La chartreuse de Saint-Hugon fut fondée, en 1171, par Hugues d'Arvillard.

En l'année 972, l'évêque Isarn, après avoir chassé les Sarrazins de Grenoble et de la plaine du Graisivaudan, s'empara de la forteresse de Morestel et refoula les infidèles dans les montagnes. Il finit par les acculer dans la gorge du Bens, où il fit un massacre de tous ceux qui ne voulurent pas se convertir à la foi chrétienne.

Le nom de Grand-Charnier, donné à la montagne voisine, rappelle le souvenir de ce carnage.

Le paysage revêt un caractère grandiose qui rappelle la Grande-Chartreuse. Cependant l'effet des ruines de Saint-Hugon est moins saisissant que celui du monastère de la vallée du Guiers. La forme des deux vallons diffère. Tandis que celui de la Grande-Chartreuse n'est ouvert qu'aux deux portes opposées du Désert, celui de Saint-Hugon est fermé du côté de la Maurienne et largement ouvert du côté de la vallée d'Allevard. Dans l'un, les forêts sont surmontées de rochers escarpés; dans l'autre, de neiges éternelles.

Au lieu de revenir par le même chemin, il vaut mieux suivre un sentier qui parcourt à mi-coteau les forêts situées à gauche du Bens. Rien n'égale le charme qu'on éprouve à marcher sous ces ombrages.

Grottes de la Jeannotte.

Pour aller visiter les grottes de la Jeannotte, on gravit la montée de la Debout, qui commence derrière le château d'Allevard. On a soin d'éviter les chemins qui se présentent à gauche. On arrive vers quelques crevasses, dans lesquelles on ne pénètre que difficilement et qui ne méritent pas le nom de grottes. Il s'échappe de ces fentes un vent glacé dû à une circulation d'air d'un orifice inférieur à un orifice supérieur. L'air se refroidit par le fait d'une évaporation rapide de l'eau qui baigne les parois des fissures.

On croyait autrefois ce lieu habité par des fées. Suivant une tradition populaire, toute jeune fille qui pénètre dans la grotte meurt au bout d'un an, si elle ne se marie pas avant ce terme.

La Taillat.

La montagne de la Taillat est celle qui s'élève en face de Brâme-Farine, à l'est du village d'Allevard. Elle est couverte de bois au milieu desquels se trouvent les galeries qu'on a percées pour l'extraction des minerais de fer. A moitié chemin des mines, et à une heure d'Allevard, on rencontre sur la droite le village de Mont-Ouvrard, admirablement situé sur un petit plateau recouvert de belles cultures.

Du sommet de la Taillat la vue embrasse les vallées de la Ferrière, d'Allevard, du Graisivaudan et les montagnes qui les entourent. On peut, en suivant l'arête de la montagne, parvenir au Cret du Poulet, à Rochefort, puis, plus loin, à la Croix de Merdaret (2,400 mètres), où nous conduirons le voyageur en décrivant l'excursion de Tencin aux Sept-Laux.

Le Grand-Charnier.

Pour faire l'ascension du Grand-Charnier (2,560 mètres), on traverse les belles collines où se trouvent les chalets de la Clavette, puis on monte au chalet du Collet et on gravit le Petit-Charnier. La vue dont on jouit du sommet du Grand-Charnier est très-étendue. On remarque surtout la chaîne du mont Blanc, les montagnes qui séparent la Maurienne de la Tarentaise, les Beauges, le lac du Bourget, une partie du cours du Rhône, la vallée du Bréda, la chaîne du Merdaret et, au delà, le massif de la Grande-Chartreuse; au midi, les Sept-Laux, la chaîne de Belledonne et les glaciers des Rousses.

L'ascension du Grand-Charnier est souvent rendue difficile par les neiges dont son sommet est couvert pendant une partie de l'année.

Val Gleyzin.

A une heure du village de Pinsot, si l'on remonte le rif du Grand-Gleyzin, on rencontre le hameau de Gleyzin, entouré d'une pauvre végétation. Le vallon se termine brusquement au pied de rochers à pic sur lesquels s'écoule l'eau qui provient de la fonte du glacier.

Si l'on veut aller visiter le glacier de Gleyzin, il faut gravir la montagne de Montmayeu, dont un versant appartient à la combe de Pinsot et l'autre à la combe de Veyton. Sur les deux flancs de cette montagne on exploite les minerais de fer qui alimentent les hauts-fourneaux de Pinsot.

L'ascension de Montmayeu est pénible, mais très-intéressante.

Le Château Bayard.

La visite aux ruines du château Bayard est indiquée dans tous les livres écrits sur cette contrée; mais nous prévenons qu'il ne faut pas s'attendre à trouver une de ces ruines qui conservent encore un reste de majesté: c'est plutôt un pieux pèlerinage au lieu qui fut le berceau d'un des plus héroïques représentants du courage français. La route qui y conduit est d'ailleurs intéressante par les points de vue qu'elle offre. On suit le chemin qui passe auprès de la tour du Treuil, qu'on fera bien d'aller voir de près. C'est un bâtiment carré, bien conservé, de vingt-cinq mètres de hauteur. Un escalier en pierre conduit à une plate-forme au sommet de la tour. De là on voit Allevard et ses belles montagnes, la Rochette et son château, le vallon du Bréda. Après la tour du Treuil, le chemin s'élève le long de la montagne de Brâme-Farine; il traverse le hameau de Moutaret. On aperçoit bientôt le lac Saint-Clair et le frais vallon de la Rochette. Après avoir dépassé le hameau des Bretonnières, on a devant soi la vallée du Graisivaudan et les ruines de la tour d'Avallon. On atteint la route de Pont-Charra et, dix minutes après, les ruines si délabrées du château Bayard. Il ne reste plus que quelques pans de murs et un portail. De l'autre côté de l'Isère s'élève le fort Barraux.

Pont-Haut.

Pour aller à Pont-Haut on traverse le Bréda en aval de la fonderie; on monte jusqu'au hameau des Panissières. Le chemin entre, à gauche, dans la pittoresque combe de Veyton,

Après le pont de la Pelouse, on quitte la route pour s'enfoncer dans les bois taillis situés sur la rive droite du Veyton. Des taillis de Pied-de-Parchet on découvre ensuite les trois cascades du Pas-de-Bœuf. Après avoir gravi une pente rocheuse, on atteint un pont qui fait communiquer la combe de Veyton avec la solitaire vallée de la Chevrette. Il faut deux heures pour arriver à ce pont. Le torrent se précipite avec fracas dans l'abîme au-dessus duquel est suspendu le Pont-Haut.

En remontant le sentier, on arrive dans la vallée de la Chevrette, au milieu de laquelle se trouve un habert. Cette vallée s'étend au pied du Grand-Charnier. Sur le versant opposé, près du chalet, on rencontre quelques débris d'une exploitation minérale, parmi lesquels le minéralogiste pourra recueillir de la pyrite cuivreuse et du spath ferrugineux amygdaloïde.

Sept-Laux.

Il faut environ sept heures pour aller d'Allevard aux Sept-Laux. Le trajet peut se faire à dos de mulet jusqu'à la cascade du Fond de France. Au delà il n'existe qu'un sentier de piétons.

Nous avons déjà décrit, à propos de l'excursion précédente, la route jusqu'au pont de la Pelouse, dans la combe de Veyton.

Après le pont du Veyton, on tourne à droite; bientôt on aperçoit le village de Pinsot et son clocher aigu qui se détache au milieu d'un paysage gracieux. Il faut une heure pour aller d'Allevard à Pinsot. Dans ce village existe un haut-fourneau. La route continue à suivre les flancs de la colline qui s'élève à l'est du Bréda. Une heure après Pinsot, on rencontre le village de Laferrière, où il faudra s'arrêter, soit pour y passer la nuit, si l'on est parti à une heure avancée de la journée, soit pour y faire un repas et se munir de provisions.

Une heure après Laferrière, la route se termine brusquement au pied d'un rocher sur lequel s'écoule une partie des eaux venues des lacs en formant une série de chutes dont la dernière, haute de trente mètres, est la belle cascade de la Martinette ou du Pichon. On l'appelle encore cascade du Fond de France.

On traverse le Bréda sur un pont rustique, auprès du misérable hameau de la Martinette. A gauche on aperçoit une gorge par où l'on peut aller en Maurienne, en franchissant le col de la Croix.

Il faut alors gravir, pendant trois heures, une pente rapide, d'abord au milieu d'un bois de bouleaux, puis à travers des débris de rochers. On arrive enfin à un chalet, puis à un premier lac, que la couleur de ses eaux a fait nommer lac Noir. Il ne nourrit pas de poissons.

A l'ouest s'élèvent les rochers de Pindé (2,920 mètres); à l'est, ceux de Mucilion. Le lac Noir est suivi de deux autres lacs très-petits, dont l'eau, en se déversant dans le lac Noir, forme une cascade. Après vient le lac Carré, dans lequel on pêche des truites; puis, le lac de la Motte, plus grand que les précédents. L'eau de ce lac, de même que celle du lac Noir, a une légère amertume et ne contient pas de poissons. Son nom lui vient d'un petit îlot qui en occupe le milieu. Après le lac de la Motte, on rencontre le lac de Cotapen, plus grand que les précédents et peuplé d'excellentes truites. C'est près de ce lac qu'habitent les pêcheurs, dans une maisonnette en pierre. Au-delà se trouve le lac de Cos, presqu'aussi grand que le lac Cotapen et également poissonneux. Les cinq lacs précédents déversent leurs eaux dans le Bréda.

A l'est et à l'ouest se dressent des rochers gigantesques, souvent couverts de neige. D'énormes blocs, détachés de leurs sommets, ont roulé jusqu'au voisinage des lacs. Çà et là paissent des troupeaux, sous la conduite de bergers provençaux. Les peintres trouveront dans ce lieu le cadre le plus sauvage qui se puisse imaginer.

On devra s'arrêter auprès de la cabane des pêcheurs pour y faire, avec les provisions apportées, un repas que la fatigue a rendu nécessaire.

Après le lac de Cos, on trouve, outre deux lacs très-petits, nommés lacs de Guizo et de Chaplou, les deux grands lacs de la Sagne et du Fond, dans lesquels on pêche des truites saumonées. Les eaux de ces lacs s'écoulent dans l'Eau-d'Olle, en formant la magnifique cascade du Maupas, près du rivier d'Allemont.

Soudain , lorsqu'on a dépassé le dernier lac, le tableau change: on a sous les pieds un immense précipice au fond duquel gronde l'Eau-d'Olle. A droite on aperçoit le rivier d'Allemont et la profonde vallée d'Olle. De vastes pâturages dominent ce vallon. A l'ouest s'élancent les pics de Belledonne et de Taillefer; à l'est, la chaîne des Rousses; en face l'horizon est fermé par les magnifiques glaciers de Villard-Reymont.

La descente au rivier d'Allemont se fait à travers des rochers éboulés. On franchit un premier passage nommé Col de l'Homme, puis un second appelé Cheminée du Diable. C'est un couloir taillé dans le rocher et bordé de précipices. On atteint bientôt un petit bois de sapins rabougris; le sentier tourne à droite dans une série de ravins qu'on parcourt horizontalement. Enfin, une heure quarante minutes après avoir quitté le plateau des lacs, on arrive au rivier d'Allemont.

Cette excursion ne doit être faite que par des voyageurs déjà habitués aux fatigues. Afin de ne pas s'égarer dans le sentier mal tracé dont les sinuosités nombreuses parcourent les flancs de la montagne, on se fera conduire par un des pêcheurs des Sept-Laux ou par un des bergers qu'on rencontre dans les pâturages.

Du rivier part un chemin qui conduit à Laval et à Domène, par le col de la Coche, dans la direction de l'ouest. Un autre pénètre à l'est, dans la combe d'Olle, où l'on peut aller voir la belle cascade du Maupas, formée par l'écoulement des lacs de la Sagne et du Fond. Ce chemin monte à la Grande-Maison et, par le col du Glandon, aboutit à la Maurienne.

De Tencin aux Sept-Laux.

De Tencin à Theys, une heure et demie.

De Theys aux Sept-Laux, neuf heures trente minutes.

Près de Tencin se trouve le beau château des Monteynard. Pour aller à Theys on suit le chemin qui longe les murs du parc; on rencontre à moitié chemin les ruines d'un vieux château. A Theys on pourra visiter une église bâtie au xe siècle. C'est dans ce village qu'il faudra passer la nuit. Le lendemain matin, après s'être muni de provisions préparées à l'avance, on se mettra en route de bonne heure.

Au bout d'un quart d'heure, on arrive à la vieille tour d'Herculais. On prend un petit sentier à droite qui abrége la distance d'un quart d'heure, on s'enfonce dans un petit bois, puis on rejoint le chemin principal. On peut alors choisir entre deux routes : celle de droite, plus longue et plus facile; celle de gauche, plus courte de deux heures et plus difficile. C'est celle-ci que nous décrirons.

On traverse une forêt de sapins jusqu'au sommet de la Genevèse, puis on gravit la montagne des Ramiettes, où l'on voit des fosses d'où l'on extrait le minerai de fer et des fours destinés à griller ce minerai. De Theys, il faut trois heures pour atteindre le sommet de la montagne des Ramiettes, et une demi-heure de plus pour atteindre ensuite le sommet du Merdaret. On monte sur la pente de prairies au milieu desquelles on rencontre un pauvre chalet.

A la cime du Merdaret (1,842 mètres), on s'arrête auprès d'une source pour déjeûner et admirer un beau panorama. A l'ouest on aperçoit la vallée de l'Isère, dominée par le

Saint-Eynard, le rocher d'Ars, la Dent de Crolles, le Haut du Seuil; à gauche, les montagnes d'Autrans et de Saint-Nizier; à l'est, la combe du Bréda, le Grand-Charnier, les glaciers de Gleyzin, la montagne des Sept-Laux et les pics élevés des montagnes de la Savoie.

On se remet en route et on s'engage dans la gorge de Ramboud. On traverse les prairies des Fanges, puis celles de Prat et l'on gravit la montagne des Mottes, en inclinant à droite, au bas des rochers, au pied desquels on arrive en trois quarts d'heure. A partir de ces rochers toute végétation cesse. Il faudra grimper pendant trois quarts d'heure au milieu de rochers éboulés. On a marché pendant cinq heures et demie pour aller de Theys au sommet de la montagne des Mottes.

Du haut des Mottes on aperçoit la montagne des Sept-Laux, celles de la Combe, de l'Arpette, de la Grande-Valloire et, au-dessous, les rochers de Vautaret.

On descend vers la droite pendant une demi-heure, en partie au milieu des pierres, en partie sur la neige. Au bas de la descente des Mottes il faudra faire provision d'eau, car on n'en trouvera plus jusqu'aux lacs. Il faut alors remonter pendant trois heures. On atteint deux glaciers qu'il faut côtoyer.

Enfin, huit heures trente minutes après avoir quitté Theys, on arrive au sommet de la montagne des Sept-Laux. A quelques centaines de mètres au-dessous on voit le petit lac des Cabottes. De tous les côtés ce ne sont que rocs découpés de la manière la plus capricieuse. Çà et là, on remarque quelques flaques de neige.

Il faut maintenant descendre à travers les pierres. Si l'on voulait aller plus vite, on pourrait se laisser glisser sur la neige.

On passe près du lac des Cabottes, puis on arrive sur les bords du grand lac, deux heures après avoir quitté le sommet de la montagne des Sept-Laux. On aperçoit une maisonnette en pierre qui sert d'habitation aux pêcheurs.

Le retour peut se faire, soit en se dirigeant vers le nord et descendant à Laferrière, soit en se dirigeant vers le midi et descendant au rivier d'Allemont, en Oisans.

CHAPITRE VIII.

L'OISANS, VALLÉES DE L'EAU-D'OLLE ET DE LA ROMANCHE, LE LAUTARET, MONT DE LANS, VALLÉES DU VÉNÉON ET DE LA LIGNARE, MONTAGNE D'HUEZ, VALLON DU FLUMET.

L'Oisans.

L'Oisans est la partie du département de l'Isère qui a pour limite septentrionale le plateau des Sept-Laux; à l'ouest, il est borné par la chaîne de Belledonne, de Taillefer, de Villard-Eymont et Villard-Reymont; au sud, par les glaciers de Lovitel, de la Muselle, de l'Enchâtra, du Gibernay, du Chardon, qui dominent la vallée du Vénéon; à l'est, par la chaîne des Rousses et les montagnes qui se prolongent jusque vers la Grave.

L'Oisans est traversé de l'est à l'ouest par la Romanche, dont les affluents principaux sont le Furan, le Vénéon, le torrent de Sarène, la Lignare et l'Eau-d'Olle.

L'Oisans est une des contrées les plus intéressantes pour les botanistes et les géologues. Nous avons réuni dans deux chapitres spéciaux les renseignements de minéralogie, de géologie et de botanique les plus importants. Nous y renvoyons ceux des lecteurs qui se livrent à l'étude de ces sciences.

Les touristes trouveront en Oisans des sites d'une beauté remarquable. Ils regretteront peut-être l'absence presque complète de forêts, d'où résulte un peu de monotonie dans les teintes du paysage. Les sentiers des montagnes n'y sont pas entretenus comme on pourrait le désirer. Les personnes qui mettent au premier rang des plaisirs du voyage le confort de la table et du logement ne trouveront pas dans ce pays ce qu'elles ont l'habitude de rencontrer en Suisse. Aussi l'Oisans n'est visité que par les savants et par les voyageurs qui recherchent, avant toute chose, les émotions que procure la contemplation de la belle nature.

Dans les montagnes de ce pays vivait une peuplade dépendant de la nation des Allobroges. Elle avait un nom particulier que les Romains traduisirent par le mot d'*Uceni*. Après la conquête, les Romains construisirent une route dont on trouve encore quelques vestiges; ils fondèrent à Brandes un établissement métallurgique.

L'Oisans fit ensuite partie du royaume de Bourgogne. Plus tard, les Sarrazins, fuyant devant Charles-Martel, se réfugièrent dans les montagnes de l'Oisans, et se livrèrent à l'exploitation des mines. On pense que plusieurs communes, telles que Oz et Mizoën, reçurent leurs noms des Arabes.

Les Dauphins recommencèrent les travaux métallurgiques.

Les guerres de religion ensanglantèrent ce pays, qui fut tour à tour au pouvoir des catholiques et des huguenots. Pour comble de malheurs, la peste, l'incendie, les inondations ravagèrent à plusieurs reprises cette contrée.

La longueur des hivers oblige les montagnards de l'Oisans à quitter leur pays à l'automne. Les uns font le commerce de mercerie; les autres, de plantes. Il en est qui, après avoir parcouru l'Europe, sont allés chercher fortune en Amérique, en Chine, au Japon et en Océanie, puis sont revenus au pays natal acheter des terres avec les bénéfices amassés dans le commerce.

Vallée de l'Eau-d'Olle.

L'Eau-d'Olle prend sa source dans la Maurienne, coule de l'est à l'ouest, passe près de la Grande-Maison; puis, à partir du rivier d'Allemont, s'infléchit à angle droit, parcourt le vallon d'Articol, la vallée d'Allemont et se jette dans la Romanche, à peu de distance du hameau des Sables. Dans la première partie de son cours ce torrent est profondément encaissé : il reçoit, avant d'arriver vers le rivier, un ruisseau descendu du plateau des Sept-Laux et formé par l'écoulement des deux lacs de la Sagne et du Fond. Ces eaux s'étalent en une belle gerbe sur les parois rocheuses qui ferment de ce côté la gorge et forment la brillante cascade du Maupas.

Du rivier d'Allemont (1,266 mètres) part un sentier qui, remontant vers l'est, à la Grande-Maison, conduit en Maurienne; un autre se dirige à l'ouest, par le col de la Coche, à Laval et à Domène; un troisième monte au nord jusqu'au plateau des Sept-Laux; enfin, un quatrième descend, au midi, à Articol et à Allemont.

C'est ce dernier que nous allons suivre, le long de la rive droite de l'Eau-d'Olle. Il faut une heure pour aller du rivier à Articol. Dans ce dernier hameau on aperçoit les ruines d'un haut-fourneau. Plus loin, on passe au hameau de Villaret, puis, après un détour à droite, au hameau de la Dreyre.

L'horizon s'élargit : on aperçoit sur la rive gauche le torrent du Flumet, qui se déverse dans l'Eau-d'Olle, le village d'Oz et le clocher d'architecture romane de son église. Le paysage, de sombre qu'il était, devient gracieux. A l'est s'ouvre la gorge riante du Flumet, au fond de laquelle on remarque la belle cascade formée par ce torrent, descendu d'un lac des Rousses. Le village de Vaujany, son église, semblable à celle d'Oz, les belles cultures et les magnifiques prairies qui l'entourent ferment l'horizon au nord-est.

Une heure et demie après avoir quitté Articol, on atteint Allemont, où l'on trouvera des auberges. Au pied de ce village existe une fonderie destinée à l'exploitation des minerais extraits de la montagne des Chalanches, qu'on voit à l'ouest. Pour aller visiter les mines il faut monter, pendant deux heures et demie, dans un sentier qui parcourt les flancs de la montagne. Il sera nécessaire de demander une permission au directeur de la fonderie.

D'Allemont aux Sables, sur la route de Grenoble à Briançon, on n'a plus que trois quarts d'heure de marche.

A peu de distance du village d'Allemont, le chemin traverse l'Eau-d'Olle sur le pont de la Permère, puis la Romanche sur le pont Rouge. On rejoint aux Sables la route qui, à droite, mène à Grenoble; à gauche, à Briançon. De ce point on embrasse la vallée si riante d'Allemont, celle du Bourg-d'Oisans. Au nord-est on aperçoit les glaciers des Grandes-Rousses.

Vallée de Bourg-d'Oisans.

En 1181, un éboulement ferma le passage de la Romanche, à peu de distance du hameau des Sables. Les eaux, ne trouvant plus d'issue, s'accumulèrent, dans une étendue de dix-huit kilomètres, jusqu'à la hauteur des terres éboulées, par-dessus lesquelles le trop-plein se déversait. Il en résulta un lac appelé Saint-Laurent, parce que la catastrophe avait commencé le 10 août, jour de la fête de ce saint. Enfin, au mois de septembre 1219, la digue se rompit. On peut se faire une idée de l'inondation désastreuse qui envahit Séchilienne, Vizille, Grenoble et les campagnes environnantes, lorsque la masse d'eau accumulée pendant trente-huit ans s'élança hors de son lit. Depuis cette époque, la plaine du Bourg-d'Oisans a été souvent ravagée par les inondations de la Romanche.

Quatre heures après être parti du rivier, on arrive au Bourg-d'Oisans, éloigné des Sables de dix kilomètres.

La population de Bourg-d'Oisans est de 2,000 habitants; on y trouve de bonnes auberges et des voitures pour visiter la partie supérieure de la Romanche.

Le Bourg-d'Oisans a été ravagé, à diverses époques, par plusieurs fléaux : le feu, la peste, la guerre et les inondations. Les Sarrazins dévastèrent ce pays. Plus tard, en 1786, Lesdiguières assiégea et prit le Bourg-d'Oisans.

En 1588, le capitaine de Mongiron chassa les huguenots.

Le Bourg-d'Oisans est situé au milieu d'une plaine de dix-huit kilomètres de longueur, dominée : à l'ouest, par les montagnes de Taillefer et de Villard-Reymond ; à l'est, par les coteaux de Villard-Reculas, d'Huez, de la garde, de l'Armentier, des Serres et de la Balme. Au-dessous du village de la Garde, le torrent de Sarène forme une magnifique cascade qui s'aperçoit de très-loin.

Vallée supérieure de la Romanche.

Au sortir du Bourg-d'Oisans la route s'infléchit au nord-est, traverse la Romanche, puis remonte le long de la rive droite jusqu'au pont Saint-Guillerme, qu'elle franchit pour repasser sur la rive gauche (5 kilom.).

C'est ici que commence la montée nommée Rampe des Commères. On entre dans un ravin étroit et profond. A ce défilé succèdent les coteaux de la Rivoire et du Garcin, dominés par les collines verdoyantes du Travers. On traverse une première galerie, puis on aperçoit l'entrée d'un second tunnel nommé l'Infernet, qu'on a creusé dans le roc, au milieu d'un ravin sauvage et désolé. On ne peut se défendre d'un sentiment de terreur lorsqu'on jette les yeux dans le gouffre au fond duquel la Romanche se précipite avec un bruit formidable.

A cent cinquante mètres au-dessus de la galerie de l'Infernet, on peut voir les restes d'une voie romaine haute de trois mètres jusqu'à la naissance de la voûte. Pour aller la voir de près il faut quitter la route à six cents mètres environ avant l'entrée de la galerie de l'Infernet, et monter par un sentier qui conduit au village de Bons.

La galerie de l'Infernet a cent quarante mètres de longueur et huit mètres d'ouverture. Quatre larges percées en éclairent l'intérieur. Au sortir du tunnel s'ouvre le pittoresque bassin du Freney, après lequel la route s'engage dans un défilé étroit et profond.

La Romanche reçoit, sur la rive droite, le Furan, qui naît dans les glaciers du revers oriental des Grandes-Rousses et traverse les communes de Clavans et de Mizoën. On s'engage dans un troisième tunnel, long de quarante mètres, pour arriver dans le vallon du

Chambon. Ici, plus de rochers abrupts, plus de précipices effrayants. La Romanche coule paisiblement sur un lit égal. Des coteaux couverts de bouleaux, d'aulnes, et de cultures variées reposent agréablement la vue après les sites désolés qu'on a parcourus. Un chemin à droite conduit au mont de Lans.

La route traverse le village du Dauphin, fondé par Humbert Ier, puis franchit un pont en pierre jeté sur la Romanche, dont on suivra la rive droite jusqu'au pied du Lautaret. A peu de distance du Dauphin commence la combe de Malaval, sombre et désolée. De distance en distance apparaît quelque verte oasis. A deux kilomètres du Dauphin on aperçoit, sur la rive gauche, un grand bâtiment; c'est l'ancien hospice de Loche, fondé par Humbert II. Plus loin, sur la rive droite, apparaissent la cascade et le torrent du Rif-Tors, qui forme la limite des départements de l'Isère et des Hautes-Alpes. A trois kilomètres de là on voit, sur la rive gauche du torrent, quelques misérables cabanes adossées contre d'énormes blocs de rochers.

Un kilomètre plus loin, après la Maison-Neuve, la gorge s'élargit, la végétation reparaît; la route s'engage sous une nouvelle galerie de soixante-dix mètres de longueur, au sortir de laquelle on aperçoit les bâtiments de l'usine du Grand-Clos, où l'on bocarde les minerais de plomb argentifère extraits des montagnes voisines, et qu'on envoie ensuite à la fonderie d'Allemont. Bientôt on arrive en face de la cascade des Fraux, formée par une belle gerbe qui, tombant d'une hauteur de cent mètres, s'éparpille en poussière que le vent disperse dans tous les sens, en présentant les accidents de lumière du prisme et de l'arc-en-ciel.

Pendant un quart d'heure on gravit une rampe; puis, tout à coup, apparaît, assis pittoresquement sur un monticule isolé que domine le clocher de l'église, le village de la Grave (1,516 mètres), situé au pied de vastes glaciers qu'on aperçoit au midi.

Après la Grave, la route traverse un tunnel de deux cent quatre-vingts mètres de longueur, franchit le ruisseau de Morian sur un pont de quarante-cinq mètres d'ouverture, s'engage sous une nouvelle galerie de cinq cent soixante mètres, dite des Ardoisières, arrive au village de Villard-d'Arène et s'élève, par une pente habilement ménagée, au col du Lautaret (2,098 mètres), entouré de belles prairies et dominé au nord, par le Goléon (3,429 m.); au nord-est, par les Trois-Ellions (3,511 m.); à l'est, par le pic du Galibier; au sud, par le Grand-Pelvoux (3,937 mètres).

Au delà du Lautaret, on entre dans le Briançonnais par la vallée de la Guisanne, au centre de laquelle se trouve le Monestier. Deux heures plus loin, on arrive à Briançon, situé à soixante-cinq kilomètres de Bourg-d'Oisans. Cette ville est bâtie sur un monticule élevé, au confluent de trois vallées : celle de la Guisanne au nord, celle qui descend du mont Genèvre à l'est, celle de la Durance au midi.

Mont de Lans.

Le voyageur qui viendra de Briançon s'arrêtera au village de Chambon et montera dans un chemin qui se présente à gauche. En une heure il atteindra le village du Mont de Lans (1,298 mètres); au delà de ce village il jouira d'une belle vue : au nord, sur le riche amphithéâtre d'Auris, sur le vallon du Furan, les collines de Besse, les prairies de Rif-Tors. les coteaux de Mizoën, sur les glaciers de Sarène; au midi, sur les glaciers et les pâturages de la Muselle; à l'est, sur le pic de la Belle-Etoile; à l'ouest, sur les montagnes de Villard-Eymont et de Villard-Reymont. On traverse de vastes pâturages, nommées Alpe du mont de Lans, à l'extrémité desquels sont les chalets de Venosc.

Les voyageurs qui, de Bourg-d'Oisans, voudront aller directement au mont de Lans s'arrêteront au hameau de la Rivoire et prendront, à droite, un sentier qui passe à Bons.

Après avoir dépassé les chalets supérieurs de Venosc, soudain se présente aux regards le bassin verdoyant au milieu duquel apparaissent le village de Venosc et le clocher d'architecture romane de son église. Le Vénéon, aux eaux d'un blanc azuré, parcourt de l'est à l'ouest ce frais vallon. Au fond, la gracieuse cascade de la Muselle, admirablement entourée d'un cadre de verdure, complète ce délicieux tableau.

Un sentier en zigzags conduit en une demiheure à Venosc.

Vallée du Vénéon.

Le village de Venosc (1,066 mètres) est situé à six heures trente minutes de la Bérarde et à deux heures trente minutes de Bourg-d'Oisans.

Le Vénéon naît au-delà de la Bérarde, des glaciers de Tancon, de la Bonne-Pierre et du Chardon, coule de l'est à l'ouest et vient se jeter dans la Romanche, à l'extrémité sud-est de la plaine de Bourg-d'Oisans.

A Venosc on trouvera deux auberges où l'on pourra passer la nuit et prendre des provisions. On pourra même y trouver des mulets.

Lorsqu'on se dirige vers la Bérarde on remonte le cours du Vénéon, on traverse le hameau du Bourdaru, puis on franchit le torrent. Le sentier s'engage dans une gorge étroite, formée par deux rochers escarpés. D'énormes fragments de rocs détachés du sommet de la montagne encombrent le passage. Ce lieu désolé porte le nom de Clapier de Saint-Christophe.

Après trois quarts d'heure, on traverse le

torrent sur un rocher et l'on arrive sur un plateau circulaire nommé Plan du Lac et qui a dû, en effet, être le bassin d'un lac lorsque les éboulements de la montagne ont barré le cours du Vénéon. De chaque côté s'élèvent de hautes et arides montagnes.

Bientôt on aperçoit la cascade de l'Enchâtra et le petit village de ce nom, dans une échancrure qui sépare deux montagnes.

Au sortir du Plan du Lac on gravit une pente rapide. Sur le bord du sentier on rencontre plusieurs sources très-fraîches qu'on appelle Fontaines-Bénites. On ne tarde pas à apercevoir le village de Saint-Christophe et l'amphithéâtre de cultures qui l'entoure. Avant d'y arriver on traverse le pont du Diable, sous lequel coule un torrent qu'on voit s'élancer avec fracas d'une étroite fente de rocher, en formant une magnifique cascade.

Trois heures après avoir quitté Venosc on atteint Saint-Christophe.

Le village de Saint-Christophe (1,582 m.) renferme un cabaret dans lequel on s'arrêtera pour prendre un repas. On pourrait, au besoin, y passer la nuit.

Le reste du chemin (2 heures 30 minutes)

jusqu'à la Bérarde est moins intéressant pour les touristes qui ne voudraient pas aller visiter les glaciers; mais il offre aux géologues de nombreux sujets d'étude.

On continue de remonter le long de la rive droite du Vénéon. Après avoir traversé les petits hameaux de Bernardière, de Champbrun et des Etages, on arrive à la Bérarde, agglomération d'une douzaine de misérables chaumières situées à la jonction des deux branches d'origine du Vénéon. Quelques pauvres cultures, souvent ravagées par le torrent, entourent ces habitations.

Il est donc bien fort ce sentiment, né de l'habitude, qui attache les hommes au pays natal, puisque les habitants de la Bérarde consentent à vivre sur ce sol ingrat, enfouis pendant tout l'hiver sous la neige et privés, durant cinq mois, de tout commerce avec le reste des hommes; tandis qu'il existe tant d'autres contrées où le sol est fécond et le climat plus doux.

Si l'on veut passer la nuit à la Bérarde, il faut se résoudre à coucher sur la paille, et le lendemain, guidé par le montagnard Joseph Roudier, on peut aller visiter les glaciers :

celui de la Bonne-Pierre est à l'est, celui du Chardon est au midi, celui du Gibernay est à l'ouest du glacier du Chardon. Le glacier du Chardon est le plus remarquable. Il a quatre kilomètres d'étendue; son sommet est à trois mille quatre cents mètres d'altitude. De la Bérarde au glacier il faut marcher pendant trois heures à travers des débris de rochers. Six heures seraient nécessaires pour traverser le glacier et entrer dans le Valgaudemar au midi, ou dans la Valloire au sud-est. Au nord de la Bérarde, on peut traverser la combe de Tancon et ses glaciers pour arriver à la Grave.

Le cirque de la Bérarde a été souvent visité par les géologues. C'est l'étude de ce lieu qui a inspiré à M. Elie de Beaumont sa théorie des soulèvements. (Voir plus loin le chapitre intitulé *Géologie*.)

Retour à Venosc. — Après des scènes aussi sauvages que celles auxquelles on vient d'assister, on éprouve une douce émotion à revoir le frais vallon de Venosc.

On pourrait, à travers les pâturages de la Muselle, aller visiter le lac de ce nom, puis traverser les glaciers et descendre du côté de

Valsenestre, où se trouve une carrière de marbre blanc statuaire.

Après Venosc on suit la rive droite du Vénéon, au pied du rocher anthraciteux de Ferrarey, puis on traverse le torrent et on arrive au village des Gauchoirs, ainsi nommé parce qu'il existe des usines à foulon pour gaucher le chanvre.

Près de la chapelle on peut prendre un sentier qui se dirige au midi et conduit, en une heure et demie, à travers les pâturages, au lac Lovitel, entouré de montagnes escarpées qui se reflètent dans les eaux du lac.

Des Gauchoirs il ne faut plus que deux heures pour revenir à Bourg-d'Oisans.

Vallée de la Lignare.

La Lignare, un des affluents de la Romanche, prend sa source près du col d'Ornon, coule du sud-ouest au nord-est et se jette dans la Romanche, au milieu de la plaine de Bourg-d'Oisans.

La route à voitures qui parcourt ce vallon commence au village de la Paute, passe au-dessus du hameau de la Poyat et franchit le ruisseau d'Oulles. A droite et à gauche s'élèvent des montagnes boisées. Bientôt on arrive au pied des belles cultures qui entourent le village d'Ornon, gracieusement assis sur une colline verdoyante. Ensuite la route s'élève jusqu'au pittoresque village du Rivier d'Ornon, au-dessus duquel est le col d'Ornon, qui forme la limite de l'Oisans et du Valbonnais.

Montagne d'Huez.

Pour aller de Bourg-d'Oisans à la montagne d'Huez on suit la route de Briançon jusqu'au delà du pont de la Romanche, puis on prend un chemin qui se dirige vers le nord, passe devant la belle cascade formée par le torrent de Sarène, et s'élève, par de nombreuses sinuosités, au village de la Garde. A diverses époques on a trouvé, en fouillant le sol, des débris de constructions et des médailles qui attestent que les Romains avaient établi, sur l'emplacement de ce village, un poste militaire. Il ne reste plus aujourd'hui que quelques pans de murs d'une vieille tour. La vue qu'on a de la Garde s'étend sur toute la plaine de Bourg-d'Oisans et sur les montagnes qui la dominent à l'ouest. Les maisons de ce village sont entourées de beaux ombrages et de magnifiques cultures.

En montant de la Garde à Huez on jette, en se retournant, un dernier coup d'œil sur le frais vallon de la Garde, puis on aperçoit au nord le village d'Huez; à droite, le petit plateau de Maronne, au-delà du gouffre dans lequel se précipite avec fracas le torrent de Sarène; à gauche, sur un rocher, la chapelle de Saint-Ferréol.

Le village d'Huez (1,468 mètres) a été détruit presque complètement, en 1858, par un incendie. L'église présente le caractère d'architecture romane qu'on remarque généralement en Oisans. Du village, il faut trois quarts d'heure pour atteindre les chalets d'Huez, situés au milieu de magnifiques prairies.

En tournant à droite on rencontre une large voie romaine qui conduit aux ruines de la ville de Brandes. Au-dessus d'un rocher on aperçoit les ruines d'une ancienne tour dont les murs ont plus de deux mètres d'épaisseur. Un fossé taillé dans le roc l'entourait de tous les côtés. Au-dessous de ces ruines on voit la petite chapelle de Saint-Nicolas.

Les Romains avaient établi dans la ville de Brandes une exploitation métallurgique. Plus tard, les Dauphins y fondèrent un établissement dans lequel on traitait les minerais d'argent extraits des mines de Brandes, de l'Herpie, de la Cochette, et les minerais aurifères de la Demoiselle. La destruction complète des bois, les vicissitudes politiques, les épidémies amenèrent la ruine des fonderies de Brandes.

Si l'on remonte au nord des ruines, à travers des rochers où abonde le sulfate de baryte, on arrive au lac Blanc, ainsi nommé à cause de la couleur de ses eaux.

A cette hauteur on jouit d'un spectacle grandiose. A l'ouest s'élancent Belledonne, les Chalanches, Taillefer; au midi, les glaciers de Villard-Eymont, de Villard-Reymont, de la Muselle, de l'Enchâtra, du mont de Lans, le pic de la Belle-Etoile et, plus près, les pâturages d'Auris, d'Huez et de Villard-Reculas; à l'est le lac Blanc est dominé par les Petites-Rousses, ainsi nommées de la couleur ocreuse de leurs roches, et par les Grandes-Rousses, couvertes de neiges éternelles et dont le point culminant, l'Etendard, a 3,629 mètres de hauteur.

Les eaux du lac Blanc se déversent sur les rochers en y formant une cascade, puis elles sont conduites, au moyen d'un canal de huit kilomètres de longueur, jusqu'au village de Villard-Reculas.

Au lieu de redescendre par Huez et par la Garde, il vaut mieux, après avoir visité les douze autres lacs des Rousses, revenir à l'ouest, à travers les pâturages, et descendre à Oz.

D'Oz on peut faire une charmante promenade dans le riant vallon parcouru par le Flumet. On passe dans les hameaux du Rif-Gény, de Pourchery, du Périer et on arrive à Vaujany. Au fond de la gorge on aperçoit, à l'origine du Flumet, une magnifique cascade formée par l'écoulement d'un lac des Rousses. Au delà de Vaujany on pourrait monter, par le hameau de la Villette, jusqu'au col du Sabot et descendre dans le vallon de l'Eau-d'Olle, en passant près d'un plateau sur lequel se voient les restes d'un retranchement élevé en 1597 par les troupes sardes. Lesdiguières parvint à s'en emparer ; ce qui permit aux troupes françaises d'occuper le chemin de Saint-Jean-de-Maurienne.

D'Oz on pourra revenir à la route de Grenoble en une heure et demie, en suivant un joli chemin ombragé le long des collines qui s'étendent au pied des belles prairies d'Oz. Sur la rive opposée on aperçoit le joli village d'Allemont.

Vallée de la Romanche, des Sables à Vizille.

La distance des Sables à Vizille est de vingt-un kilomètres ; de Vizille à Grenoble, dix-sept kilomètres.

Après les Sables la route entre dans une gorge sauvage nommée l'Infernet. A droite descend en cascade un ruisseau venu de la montagne de Vaudaine. En face, sur la rive opposée, coule le ruisseau de l'Infernet. C'est là qu'eut lieu, en 1181, l'éboulement qui détermina le barrage de la Romanche et la formation du lac Saint-Laurent. L'horizon se rétrécit de plus en plus, on ne voit que des rochers arides. Les eaux de la Romanche bondissent au milieu des rocs qui encombrent son lit. On a été obligé de protéger la route contre la furie du torrent par un enrochement d'énormes blocs que relient entre eux de grosses chaînes de fer.

Bientôt on rencontre le village de Livet, puis le pont sous lequel passe le torrent de Rioupéroux, et le haut-fourneau de ce nom. La route descend une pente rapide et aboutit à un bassin dans lequel on aperçoit des prairies et des champs cultivés, autour du hameau de Clavaux et du village de Gavet. Cette verte oasis forme un charmant contraste avec les sites sauvages qu'on vient de parcourir. Après avoir traversé la Romanche sur un pont, la gorge se resserre de nouveau entre deux montagnes élevées. Au sortir de ce défilé étroit s'ouvre, comme une magnifique apparition, le gracieux vallon de Séchilienne. Des vergers, des jardins, des prairies, des bois s'échelonnent sur les collines. Sur la rive droite, au nord du village de Séchilienne, se montre un château flanqué de deux tourelles; sur la rive gauche, le village de Saint-Barthélemy. Au milieu s'ouvre le défilé étroit de la Romanche. Il y a dans ce vallon un tableau tout composé pour les peintres; nous doutons fort que l'art puisse y ajouter quelque chose.

De Séchilienne on peut aller, par le col de Prémol, à Uriage.

De Saint-Barthélemy on peut, en passant par la Morte, faire l'ascension de Taillefer.

De Séchiliennne à Vizille il ne reste plus que quatre kilomètres à franchir, et dix-sept kilomètres de Vizille à Grenoble.

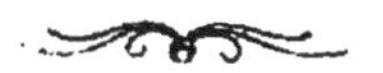

CHAPITRE IX.

LE PONT DE CLAIX, LA MOTTE, LE SÉNÈPE, MONTEYNARD, LA ROCHE PERCÉE, LE MONT AIGUILLE, LA FONTAINE ARDENTE.

La Motte.

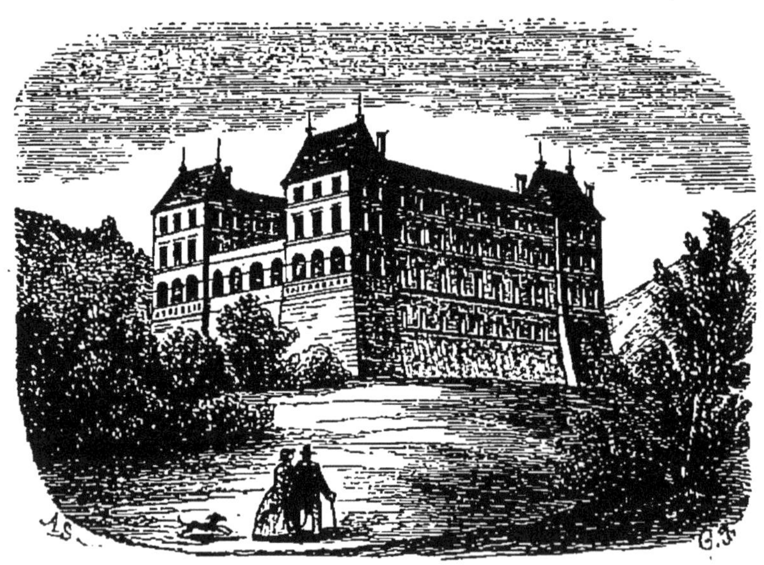

Lorsqu'on veut aller à la Motte on sort de Grenoble par la porte de Créqui, on parcourt le magnifique cours Saint-André qui, comme nous l'avons dit, page 171, conduit à Claix.

Après le village de Claix la route de Marseille, que nous suivrons pendant quelque temps, s'élève rapidement jusqu'au pont de Claix, qu'on a mis au rang des sept merveilles du Dauphiné.

Ce pont est d'une seule arche haute de seize mètres et mesure, d'une pile à l'autre, quarante-six mètres d'ouverture. Il a été construit, en 1611, par le connétable de Lesdiguières, entre les deux rochers de Brion.

Après le pont de Claix la route passe au village de Vif. C'est là qu'on quitte la route de Marseille pour prendre, à gauche, un chemin qui traverse le village de Saint-Georges-de-Commiers, à l'entrée duquel est une maison ayant appartenu à une branche des Alleman. On rencontre ensuite les villages de Saint-Pierre et de Notre-Dame-de-Commiers. Dans ce dernier existent les anciens bâtiments du prieuré de Commiers, construits en 1545. En avant de la terrasse on voit cinq gros tilleuls plantés à la même époque. Plus loin est une vieille tour qui a conservé le nom des Alleman et dont on a fait, par corruption, tour des Amants. On entre sur le territoire de la commune de Monteynard. A peu de distance du village de ce nom on descend, par un chemin en lacets, jusqu'au château de la Motte, bâti au XIVe siècle par un Monteynard, puis possédé par Venterol, capitaine des gardes de Lesdiguières. En 1793, le château de la Motte fut enlevé à la famille de Venterol et vendu à un habitant du pays. En 1830, M. Subit l'acheta et obtint la construction de la route qui descend de Monteynard. Actuellement, l'établissement appartient à une société dont M. Paul Breton est le directeur.

Le vallon de la Motte est dirigé de l'est à l'ouest et dominé, au nord, par le Monteynard; au midi, par le Sénèpe; à l'est, par le Sagnereau. Il est parcouru par le ruisseau de Vaux, qui prend sa source près du village d'Aveillans, et par le ruisseau du Sagnereau, dont la source est au pied de la montagne de ce nom. Ces deux ruisseaux se réunissent au-dessous du hameau du Pérailler et tombent dans le Drac en formant une belle cascade qu'on a utilisée pour élever, au moyen d'une machine hydraulique, l'eau des sources situées près du lit du Drac.

Si l'on veut aller visiter ces sources il faut descendre la colline, traverser le ruisseau près d'un lavoir, puis le hameau du Pérailler. De là, par un sentier ombragé, on aboutit à la gorge au fond de laquelle coule le Drac, entre deux parois de rochers escarpés. Il faut alors descendre par un petit sentier en lacets jusqu'au fond du ravin. A peu de distance, au-delà du pont jeté sur le torrent, on voit le bâtiment où se trouve la machine hydraulique. Plus loin existe la source de la Dame. Ce nom lui vient d'une légende d'après laquelle un chevalier, revenant de la croisade et atteint de la lèpre, se plongea dans la source minérale, fut guéri et fit construire, en l'honneur de la sainte Vierge, à laquelle il avait fait un vœu, une chapelle sur le lieu même où s'était opérée la guérison.

Pour bien voir la cascade il faut traverser le Drac et monter de l'autre côté du ravin.

Le Sénèpe.

Cette excursion dure environ huit heures,

aller et retour. On doit emporter des provisions.

Après avoir traversé le ruisseau, au-dessous du château de la Motte, on monte jusqu'au village des Côtes, caché dans le feuillage, puis on tourne à l'est et on atteint, deux heures après avoir quitté les Côtes, une prairie à pente très-rapide qu'il faut gravir en décrivant de nombreux zigzags. Au sommet on rencontre, à gauche, un sentier qui conduit à la Mure, et, à droite, un autre sentier qu'il faut suivre pendant une heure. On arrive enfin sur un plateau gazonné, au sommet du Sénèpe (1,138 mètres). De nombreux troupeaux paissent sur ces beaux pâturages. La vue s'étend au sud sur les montagnes du département des Hautes-Alpes; à l'ouest, sur le mont Aiguille, le Moucherotte, le pic Saint-Michel, la Moucherolle, le Grand-Vehmont; au nord, sur les vallées du Drac, de l'Isère, Grenoble, le massif de la Grande-Chartreuse, les lacs de Laffrey, les collines d'Eybens, Chanrousse, Belledonne; à l'est, sur l'Oisans et le Valbonnais.

La descente pourra être effectuée par le village de Marcieu, situé sur le flanc occidental de la montagne, et dans lequel on verra le château de la famille de Marcieu, une des branches des Aynard.

A trois cents mètres du château on pourra trouver de beaux échantillons de pyrite de fer et de sulfate de chaux cristallisé. Non loin de là, au village de Mayres, se trouve une source (32°) contenant 1 gr. 20 de sulfate de chaux et 1 gr. 25 de sel marin.

Monteynard.

Sept heures, aller et retour.

Pour gravir la montagne de Monteynard on gagne d'abord le village de ce nom, puis on s'élève au hameau du Mollard, au-dessus duquel il faut gravir des pentes abruptes. La vue dont on jouit du haut du Monteynard (1,013 mètres) est analogue à celle qu'on a du Sénèpe; elle est même plus étendue. On trouve sur la montagne deux petits lacs.

Pour effectuer le retour il faudra se diriger vers le nord; on traversera les villages de Saint-Jean, de Notre-Dame-de-Vaux, du Majeuil et du Villard.

Mines d'Anthracite.

Les géologues ne manqueront pas d'aller visiter les mines d'anthracite. Les unes sont situées près du village d'Aveillans (960 m.); les autres, à la base du Sagnereau. Pour aller à ces dernières, arrivé près du Vivier, on tourne à droite, on atteint le hameau de la Bayardière, puis on laisse à gauche le village de Saint-Martin. Après avoir traversé le ruisseau on gravit l'extrémité orientale du Sénèpe jusqu'au second chemin, à gauche, qui descend dans le ravin. Il faut alors monter pendant une heure, à travers les rochers, jusqu'à une ferme. Il ne reste plus qu'à traverser une forêt pour arriver aux carrières de la montagne. De là on peut aller directement à la Motte-d'Aveillans (960 mètres) sans revenir sur ses pas.

Du château on va à la Motte-d'Aveillans en passant par les hameaux du Vivier et de Butarias. Près du Vivier on peut voir une belle carrière de tufs calcaires, au voisinage de laquelle est la source d'eau froide qui sert aux besoins de l'établissement.

La Roche-Percée.

La montagne où sont les carrières d'Aveillans sert de piédestal à la Roche-Percée, dont l'ouverture a 5 mètres 50 cent. d'évasement. L'élévation de la voûte est de 3 mètres. Le pilier de l'ouest a 26 mètres 30 cent. de circonférence; le pilier de l'est a 3 mètres de tour et repose sur une base plus large.

Pour aller voir de près la Roche-Percée il faut, après avoir dépassé le hameau du Butarias, suivre la route de la Mure jusqu'à l'auberge de la *Roche*, puis tourner à gauche dans un sentier qui s'élève sur les flancs de la montagne.

Deux heures et demie, à partir de l'établissement.

Mont Aiguille.

Le mont Aiguille figure au nombre des sept merveilles du Dauphiné.

On suit la route de Grenoble à Marseille jusqu'au delà de Monestier (38 kilomètres). On marche pendant une heure et demie dans la vallée de Saint-Michel. On monte encore pendant une heure et demie après le dernier chalet, et on arrive au pied du mont Aiguille, formé de couches calcaires horizontales. Son plateau (2,097 mètres), recouvert d'une belle prairie, a la forme d'une parallélogramme dont le grand côté, dirigé de l'est à l'ouest, a neuf cents mètres; le petit, cent quarante mètres.

Par ordre de Charles VIII, alors à Grenoble, Julien, capitaine de Montélimar, y monta en 1492. Il y trouva un troupeau de chamois. Le curé de Saint-Martin-de-Clelles y monta aussi. En 1834, Piotard de Trezanne fit l'ascension du mont Aiguille.

La Fontaine Ardente.

C'est près du village de Cluse, à vingt-cinq kilomètres de Grenoble, que se trouve la Fontaine Ardente, une des sept merveilles du Dauphiné. On quitte la route pour tourner à gauche, on traverse la Gresse, puis on monte, au midi, le coteau sur lequel est la ferme de Miribel. Alors on se dirige vers le hameau de la Pierre, situé au pied de la montagne. Avant d'arriver à ce hameau on rencontre un ravin au fond duquel jaillissent, dans un sol marécageux, des gerbes de feu, de couleur tantôt bleue, tantôt rouge, dont l'abondance est plus grande lorsque la pression atmosphérique diminue. Ces feux sont probablement produits par l'exhalation, du sein des matières organiques en décomposition, de gaz hydrogène phosphoré qui jouit de la propriété de s'enflammer spontanément à l'air.

CHAPITRE X.

LA MURE. — CORPS. — LA SALETTE.

La Salette est depuis l'année 1847 un lieu de pèlerinage très-célèbre.

Le 19 septembre 1846, deux enfants, Maximin Giraud et Mélanie Mathieu, gardaient les troupeaux confiés à leur surveillance, lorsque, près d'une source, leur apparut, entourée d'une auréole lumineuse, une belle dame qui, après leur avoir parlé quelques instants, disparut en laissant derrière elle un brillant sillon.

Maximin et Mélanie racontèrent à leurs parents cette apparition. Le bruit s'en répandit de proche en proche. Les pèlerins accoururent et, longtemps avant que l'autorité ecclésiastique se fût prononcée sur la validité du miracle, il s'établit vers la Salette un courant de dévotion à la sainte Vierge, tant est grande la force du sentiment religieux. Cinq ans après, l'évêque de Grenoble, entraîné par les désirs d'une partie de son clergé, de son chapitre, et par la puissance du fait accompli, fit paraître un mandement dans lequel il admettait la réalité du miracle et autorisait le culte de Notre-Dame de la Salette. Le pape Pie IX a attaché des indulgences à cette dévotion.

C'est un spectacle curieux, même pour un observateur indifférent, que de voir, le 19 septembre de chaque année, la montagne de la Salette couverte de pèlerins qu'une même pensée dirige Cette affluence témoigne de l'immense besoin de consolations qui tourmente l'âme humaine. Quelques-uns de ces pèlerins sont en proie à une souffrance physique ou morale. Respect à leur douleur !

La Salette est à huit kilomètres de Corps et à soixante-onze kilomètres de Grenoble. Pour y aller on prendra la route qui passe par le cours Saint-André, par le village du Pont-de-Claix, par Vizille, Laffrey et Pierre-Châtel. Au-delà on entre dans la vallée de la Mateysine.

A l'extrémité du plateau se trouve la ville de la Mure, à trente-huit kilomètres de Grenoble; à huit cent quarante-deux mètres au-dessus de la mer. Cette ville, n'étant pas abritée contre les vents du nord, est exposée à des froids très-rigoureux. On aperçoit de hautes montagnes à l'ouest, à l'est et au sud-est.

La Mure était une place forte au temps des guerres religieuses. Les huguenots y soutinrent, en 1580, un siége contre douze mille hommes conduits par le duc de Mayenne. Tous les habitants avaient pris les armes. Mais l'armée catholique avait dix-huit pièces de canon et démolit les remparts. Les Mateysins se défendirent avec la plus grande énergie. Les femmes elles-mêmes prirent part au combat. Une d'entre elles rallia plusieurs fois les assiégés et, malgré de nombreuses blessures et la perte d'un bras, resta sur la brèche jusqu'à son dernier soupir. Les assiégés, voyant la place ouverte de tous les côtés, mirent le feu à la ville et se retranchèrent dans la citadelle. La famine les contraignit bientôt à se rendre après un siége de deux mois.

Lorsque Lesdiguières eut passé du côté des

catholiques, il fit endurer des persécutions intolérables à ses anciens coreligionnaires. Le comte de Ponsonnas, indigné de tant de cruautés, se mit à la tête des Mateysins. Hommes, femmes, enfants, vieillards, tous se rangèrent sous sa bannière. Mais le connétable, instruit du mouvement qui se préparait, avait pris ses précautions; il eut facilement raison de ces bandes indisciplinées, quoiqu'elles fussent animées du courage le plus héroïque.

Après la Mure la route passe à Pont-Haut, petit village situé sur le torrent de la Bonne, affluent du Drac, puis sur le plateau de Beaumont et au village des Côtes-de-Corps, placé sur la crête d'une montagne. Trois kilomètres après ce village on arrive à Corps, distant de Grenoble de soixante-trois kilomètres. Au nord coule un affluent du Drac. A l'ouest, au sud, à l'est, s'élèvent de hautes montagnes.

Corps est situé à une assez grande hauteur au dessus du Drac, dont il occupe la rive droite, au voisinage de la limite du département de l'Isère et des Hautes-Alpes. En 1578, les calvinistes, sous la conduite de Lesdiguières, prirent Corps. Mais les catholiques s'emparèrent de nouveau de la ville. Enfin, après un troisième siége, elle resta au pouvoir des huguenots.

De Corps à la Salette il y a huit kilomètres de distance qu'on peut parcourir en trois heures. On suit d'abord, pendant deux kilomètres, un sentier qui longe le flanc de la montagne, sur les bords d'un torrent, puis on traverse un pont vis-à-vis de la chapelle de Notre-Dame de Gourmier. A droite on aperçoit, à une grande profondeur, le ravin dans lequel le torrent coule avec fracas. De chaque côté sont des forêts de chênes, de pins et de sapins, au-dessus desquelles on aperçoit le sommet des montagnes. Bientôt on arrive dans un ravin où l'on remarque une dizaine de hameaux entourés de cultures; les uns dans le fond de la vallée, les autres sur le penchant de la montagne. Chaque hameau a sa petite chapelle, quoiqu'il existe une paroisse centrale. Ce bassin est entouré de tous les côtés par de hautes montagnes couvertes de forêts dans une partie de leur étendue. Il faut alors tourner à gauche pour atteindre le hameau des Ablandins, situé à moitié chemin, puis à un autre hameau au-delà duquel on ne rencontre plus d'arbres. Le chemin devient de plus en plus rapide jusqu'au plateau des Baisses, formé par trois montagnes couvertes de pâturages. Sur ce plateau se trouve un ravin au fond duquel coule le Sezia. C'est dans ce ravin qu'eut lieu l'apparition de la belle dame. Les deux côtés du ravin étaient recouverts d'un vert gazon. Mais ce sol, parcouru par d'innombrables pèlerins, est aujourd'hui complètement nu. On a construit un couvent et une magnifique église dans le style roman. (1,184 mètres d'altitude au-dessus du niveau de la mer.)

Au nord se dressent le mont Chamoux et le pic de Gargasse (2,213 mètres).

Le retour pourra se faire par le col de l'Esterpat, Gragnolet, Entraigues, Valbonnais et la Mure.

CHAPITRE XI.

LA GRANDE-CHARTREUSE. — LE GRAND-SOM. COUVENT DE CHALAIS.

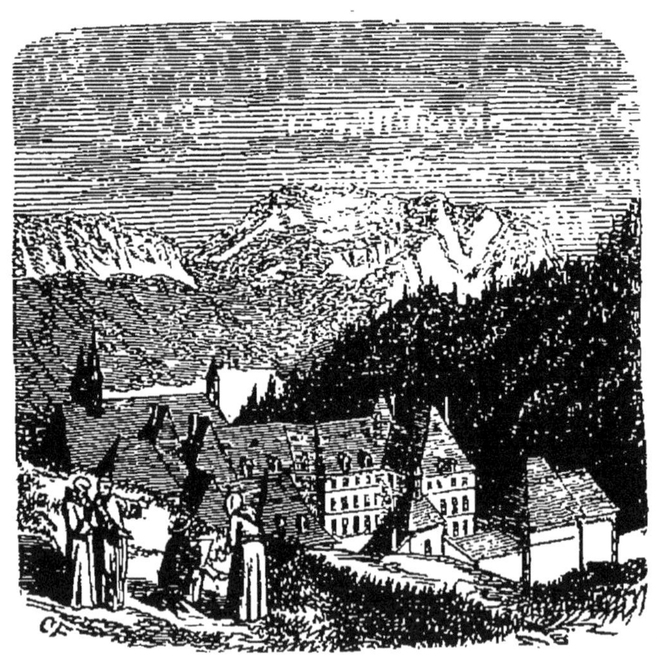

Les sites de la Grande-Chartreuse ont une réputation de beauté justement méritée;

aussi font-ils partie obligée de l'itinéraire des touristes qui visitent les Alpes dauphinoises.

Le massif de la Grande-Chartreuse comprend les montagnes délimitées à l'ouest, par une ligne dirigée des Echelles à Voreppe et à Grenoble; à l'est, par le cours de l'Isère depuis Grenoble jusqu'à Chapareillan; au nord, par une ligne s'étendant des Echelles à Chapareillan. Une partie des eaux qui découlent de ce massif se jette par une multitude de petits torrents dans l'Isère. L'autre partie se jette dans le Guiers, lequel se réunit au Rhône, près de Saint-Genis-d'Aoste. Le Guiers a deux branches d'origine : l'une, le Guiers-Mort, naît par plusieurs rameaux du pic de Chamechaude, du Petit-Som, du col de Porte; il coule de l'est à l'ouest, en traversant le vallon de la Grande-Chartreuse; puis, au nord, à partir du Pont-Pérant jusqu'au village des Echelles. L'autre, le Guiers-Vif, prend naissance au pied des rochers du Seuil, coule de l'est à l'ouest jusqu'aux Echelles, où il se réunit au Guiers-Mort.

Les points culminants du massif sont le Grand-Som (2,033 mètres), le Charmant-Som (1,880 mètres), le Petit-Som, composé de l'Alpette, des rochers du Seuil et de Bellefonds (1,800 mètres), le pic de Chamechaude (2,087 mètres), la Pinéa (1,180 mètres), l'Aiguille (1,150 mètres) ; enfin, au-dessus de la vallée de l'Isère, le Casque de Néron (1,310 mètres), le mont Rachais (1,070 mètres), le Saint-Eynard (1,339 mètres), la Dent de Crolles (2,066 mètres).

Six chemins aboutissent à la Grande-Chartreuse :

1° De Saint-Laurent-du-Pont, belle route à voitures, trois heures à pied. On arrive à Saint-Laurent par Voiron, par Voreppe et par les Echelles.

2° De Saint-Robert, par le col de la Charmette, huit heures. Chemin de mulets jusqu'à l'habert Tenaison; au delà, chemin de piétons.

3° De Saint-Martin-le-Vinoux, par Sarcenas, sept heures. Chemin de mulets.

4° De la Tronche, par le Sapey, sept heures et demie. Chemin de mulets.

5° De Saint-Imiers, par le Gros-Mulet, huit heures de Grenoble. Chemin de mulets.

6° Des Echelles, par le Frou, cinq heures. Chemin de mulets.

Le choix du chemin à suivre doit être déterminé, d'abord par le point de départ et la destination ultérieure, puis par la considération des forces que chacun peut dépenser. Les personnes qui craignent la fatigue iront à Voiron, à Voreppe ou aux Echelles, suivant qu'elles viendront de Lyon, de Grenoble ou de Chambéry. Des services de voitures sont organisés pour Saint-Laurent-du-Pont et la Grande-Chartreuse. Nous conseillons de varier autant que possible l'itinéraire, de manière à revenir par Voreppe si on est allé par Voiron ou par les Echelles, et réciproquement. La variété sera encore plus facile à ceux qui iront à pied.

1° *De Grenoble à Voreppe*, seize kilomètres. Chemin de fer.

De Voreppe à Saint-Laurent-du-Pont, neuf kilomètres. Voitures publiques.

Après Voreppe la route s'élève le long de la rive droite de la Roise. On aperçoit à droite le hameau de Pommiers, entouré de vergers et de prairies et dominé par de hautes collines couvertes de sapins. C'est sur les flancs de cette montagne qu'est la chartreuse de Chalais, vers laquelle nous conduirons le voyageur dans un autre chapitre. On arrive ainsi au sommet du col de la Placette. En se retournant on découvre une admirable vue sur la vallée de l'Isère. Après avoir dépassé le hameau de la Placette, on descend aux hameaux de Jalas, des Rotets, de Saint-Joseph-de-Rivière. A gauche s'ouvre la gorge du Crossey, où se trouve la route de Voiron à Saint-Laurent-du-Pont.

De Grenoble à Voiron, vingt-cinq kilomètres. Chemin de fer.

De Voiron à Saint-Laurent-du-Pont, quinze kilomètres. Voitures publiques.

A six kilomètres de Voiron on rencontre le village de Saint-Etienne-du-Crossey. Trois kilomètres plus loin la route s'engage dans la gorge du Crossey, formée par deux parois verticales de rochers d'un aspect sauvage. Au sortir de ce défilé on rejoint la route de Voreppe à Saint-Laurent-du-Pont. Il ne reste plus que huit kilomètres à parcourir pour atteindre ce dernier village.

Des Echelles à Saint-Laurent-du-Pont, six kilomètres.

La route est dominée à l'est par les montagnes qui limitent au nord-ouest le massif de la Grande-Chartreuse. A l'ouest coule, à peu de distance, le Guiers-Mort.

De Saint-Laurent-du-Pont au couvent, trois heures.

Ce village (1,800 habitants) est situé à l'entrée de la gorge du Guiers-Mort, dans une riante vallée souvent dévastée par les inondations du torrent. Le 29 août 1854, un incendie le réduisit complètement en cendres.

La route remonte la rive gauche du Guiers-Mort, passe devant un entrepôt de liqueurs des Chartreux. Après trente minutes de marche on aperçoit, sur la rive droite, les usines de Fourvoirie, détruites pendant l'été de 1860 par un incendie. La route passe entre deux rochers très-élevés où se trouve la porte de Fourvoirie. Trois ponts superposés avaient été construits au-dessus du torrent; sous l'un d'eux le Guiers forme une cascade. Au fond de la gorge on aperçoit une succession de forêts de bouleaux, d'érables, de hêtres, de sapins, dont les nuances diverses, tranchant sur la couleur blanche des rochers qui les entourent, forment un ensemble des plus pittoresques.

De Fourvoirie on peut aller visiter la petite chartreuse de Currière, qui servait autrefois d'hospice. C'est une excursion de deux heures environ, au milieu de sites grandioses.

Une heure après avoir quitté Fourvoirie on arrive à un pont d'une seule arche nommé pont de Saint-Bruno, et sur lequel on passe de la rive gauche à la rive droite du Guiers-Mort. La route ancienne passait sur un pont nommé Pont-Pérant, qu'on voit encore en amont. Le nouveau chemin a supprimé de nombreux contours, mais si le voyageur a gagné au point de vue de la commodité, combien l'ancien sentier était plus pittoresque. Bientôt on aperçoit le rocher de l'OEillette,

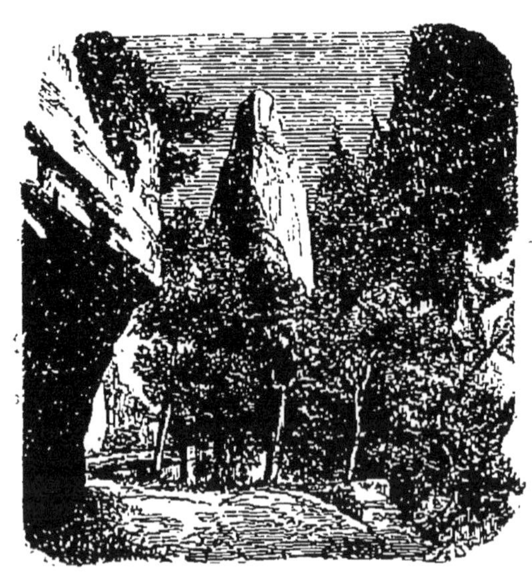

immense pyramide dans les fentes de laquelle ont poussé plusieurs sapins. Vingt minutes après le rocher de l'Œillette, on arrive à un tunnel; puis, cinquante pas plus loin, à un second tunnel moins long que le premier; enfin, une minute après, un troisième tunnel se présente. Jusqu'ici la route n'a pas cessé de longer le torrent, qu'on entend mugir au fond du ravin; bientôt elle s'infléchit à gauche. On ne tarde pas à arriver aux premiers bâtiments du couvent.

2° *De Grenoble à Saint-Robert*, sept kilomètres. Chemin de fer.

De Saint-Robert au couvent, par le col de la Charmette et de la Cochette, huit heures.

On remarque dans le village de Saint-Robert un magnifique édifice qui sert d'hospice aux aliénés. Vingt minutes plus loin on arrive au village de Saint-Egrève, où l'on voit, à gauche de la route, une belle construction destinée à la mairie. Le chemin longe la rive droite de la Vence et s'élève de plus en plus entre la Roche-Pleine, à gauche, et le Casque de Néron, à droite. En se retournant on jouit d'une vue admirable sur la vallée de l'Isère, les montagnes de Saint-Nizier, le Moucherotte, le plateau de Sornin, le plan d'Aizy au-dessus de Noyarey, les escarpements de la Dent du Loup.

On rencontre deux chemins: celui de droite conduit à Quaix, à Sarcenas et au col de Porte; celui de gauche conduit à Proveysieux; c'est ce dernier qu'il faut suivre. On a en face de soi un des plus charmants tableaux qu'on puisse rencontrer : c'est une sorte de cirque fermé à gauche, par la Roche-Pleine et les rochers de Chalves (1,176 mètres), déchiquetés de la façon la plus capricieuse; au fond, par l'aiguille de Quaix (1,138 mètres); derrière elle s'élève la Pinéa (1,179 mètres), couverte de magnifiques forêts de hêtres, de bouleaux et de sapins; plus à droite, par la forêt du col de Porte et la montagne de Chamechaude (2,087 mètres), le point culminant du massif de la Grande-Chartreuse; enfin, à droite, par le Casque de Néron (1,310 m.). Dans le fond de ce bassin coulent, à l'ouest, le Tenaison; à l'est, la Vence. De gracieux villages, Quaix, Sarcenas, Proveysieux, sont étagés sur ces vertes collines et produisent le plus charmant effet.

Une heure après avoir quitté Saint-Egrève on arrive à Proveysieux, puis on passe sur un pont; on rencontre les hameaux du Gua, de Savoyardière. Une heure après avoir quitté Proveysieux on atteint Pomaray, dernier groupe de maisons qu'on rencontrera jusqu'à la Grande-Chartreuse. Le voyageur fera bien de s'arrêter dans l'auberge et d'y prendre quelque provisions. A une heure et demie au-dessus de Pomaray existe, au fond d'une sorte d'entonnoir, une glacière naturelle.

Avant d'atteindre le plateau de la Charmette il faut encore marcher pendant deux heures, dans une charmante route bordée de chaque côté de bois de hêtres et de sapins. De belles prairies s'étendent à droite et à gauche. Le Tenaison coule au fond d'un petit ravin. Enfin, le chemin cesse de monter, on aperçoit un oratoire surmonté d'une croix de pierre.

C'est l'oratoire de la Charmette, qui forme la limite du canton de Grenoble et de celui de Saint-Laurent-du-Pont et celle du Désert, d'où les Chartreux ne peuvent jamais sortir. On entre alors dans une belle prairie entourée de magnifiques forêts que couronnent, à droite, les Fourneaux; à gauche, la Rochedu-Pin. De ce col on peut aller en quelques heures, par la forêt de Génieu, à gauche, au couvent de Chalais, en traversant les pâturages de Vararay et des Bannettes. Mais il serait difficile de trouver le sentier sans un guide.

Après s'être reposé un moment au col de la Charmette, on se remet en route, en ayant bien soin de ne pas s'engager dans les sentiers qui, à droite et à gauche, conduisent dans les forêts et servent à leur exploitation. Le sentier du milieu, après un court trajet dans la forêt, aboutit à un promontoire à pic où l'on fera bien de s'arrêter un moment, pour contempler à l'aise une belle échappée de vue sur la prairie et l'habert Tenaison. Avant la Révolution, cette prairie renfermait un vaste étang qui fournissait une partie du poisson nécessaire à la consommation des Chartreux.

Quarante minutes après avoir quitté l'oratoire de la Charmette on arrive à l'habert Tenaison, qui tombe en ruines. C'est ici que cesse le chemin à mulets. Il faut désormais aller à pied.

A partir du chalet de Tenaison on peut

choisir entre deux directions : 1° descendre, en une heure et demie, à travers la forêt, aux bords du Guiers, en face du pont Saint-Bruno ou Pérant ; 2° passer par le goulet de la Cochette. Cette seconde direction est bien plus intéressante, surtout pour ceux qui connaissent déjà la route de Saint-Laurent-du-Pont ou qui ont l'intention de la parcourir au retour. Mais il est important de ne pas se tromper. On traverse le ruisseau qui borde la prairie à l'est, puis on monte dans le bois jusqu'à un petit sentier en lacets, sous des ombrages magnifiques. Au nord-ouest on jouit d'une vue ravissante sur Saint-Laurent-du-Pont, la vallée du Guiers et les montagnes de la Savoie, au-delà des Echelles. A droite se dresse une paroi de rochers en apparence infranchissables; mais, si l'on remonte une pente rapide, on ne tarde pas à atteindre une échancrure très-étroite entre deux rochers, qu'on appelle goulet de la Cochette. (Quarante-cinq minutes de l'habert Tenaison.) Immédiatement après, le sentier descend dans une belle forêt dominée par les rochers du Charmant-Som. Après quarante minutes de marche on rencontre l'habert

Malamille; on longe le bord supérieur d'une prairie.

Nous renonçons à peindre la magnificence du tableau qui s'offre aux regards. C'est ici que nous convions les poètes et les peintres pour admirer une des plus belles scènes qu'il soit donné à l'homme de voir, alors qu'au déclin du jour, le monastère apparaît soudain au milieu de vertes prairies et de sombres forêts que couronnent les rochers du Grand-Som. Le silence qui règne dans ce vallon solitaire n'est interrompu que par le bruit lointain du torrent caché sous les arbres et par le tintement périodique de la cloche du monastère.

C'est bien là l'asile où l'âme recueillie peut se livrer, sans crainte d'être troublée par le tumulte des agitations humaines, aux grandes méditations sur les destinées futures. Que de fois, à la vue de ce lieu si calme, n'a-t-on pas dû s'écrier : Etablissons ici notre tente. Illusion profonde qui suppose la durée indéfinie des émotions, comme si le propre des sentiments humains n'était pas de s'émousser par l'habitude; comme si la variété dans les plaisirs n'était pas un des plus impérieux besoins de notre mobile et inconstante nature!

Après avoir quitté l'habert Malamille, on entre dans un bois dont on ne tarde pas à sortir pour traverser une autre prairie au bas de laquelle est situé l'habert Valombrey (30 minutes). Une nouvelle forêt se présente dans laquelle on trouve, à droite, un sentier conduisant à la porte orientale du Désert. C'est le sentier de gauche qu'il faut suivre. On arrive sur le bord du Guiers, près d'une scierie. Après avoir traversé un pont jeté sur le torrent on remonte un sentier ombragé qui va rejoindre le chemin du Sapey, lequel passe devant la Courrerie et aboutit enfin au monastère. (Une heure depuis Valombrey.)

3° *De Grenoble à Saint-Martin-le-Vinoux*, trente minutes.

De Saint-Martin au couvent, six heures trente minutes.

Après Saint-Martin on monte dans une gorge dominée à droite par le mont Rachais; à gauche, par le Casque de Néron. Arrivé au sommet du col on jouit, en se retournant, d'une belle vue sur les vallées de l'Isère et du Drac et sur les montagnes qui les entourent.

On descend le long de la rive gauche de la Vence. En face on voit le village si pittoresquement situé de Quaix et le piton de l'Aiguille. Après avoir traversé la Vence on monte à Sarcenas. (2 heures.) De ce village on a une belle vue sur la vallée de la Vence, mais, pour admirer un magnifique panorama, il faut faire l'ascension du pic de Chamechaude, la montagne la plus élevée du massif de la Grande-Chartreuse (2,087 m.). De Sarcenas au sommet de Chamechaude il ne faut que deux heures de marche.

En une demi-heure on atteint, à travers un charmant bois de sapins, près du point culminant du col de Porte, la route de Grenoble à la Grande-Chartreuse par le Sapey.

4° *Route par le Sapey*, sept heures.

Parti de Grenoble, le voyageur qui voudra aller à la Grande-Chartreuse par la route du Sapey traversera le pont en pierre, puis le quartier de la Perrière, au bout duquel il apercevra un monument dû à M. Sappey : c'est un lion vainqueur d'un serpent. Au-dessus de la Perrière s'élève le vieux quartier de Chalemont. On s'engage dans la rue

Saint-Laurent, et l'on peut aller visiter une ancienne église. On franchit la porte Saint-Laurent et l'on suit une avenue plantée d'arbres le long de l'Isère. On entre alors sur le territoire de la commune de la Tronche. On quitte la route à l'endroit où elle s'infléchit à droite. C'est le chemin de gauche qu'il faut suivre. Après avoir dépassé quelques filatures de soie on traverse plusieurs ravins et l'on gravit le chemin des Combettes, au sommet duquel on découvrira une belle vue sur la vallée du Graisivaudan et les Alpes dauphinoises. On remarque sur un monticule isolé l'ancien monastère de Montfleury et, sur un autre mamelon, le château de Bouquéron où existe un établissement hydrothérapique; un peu plus haut on distingue une tour quadrangulaire sur une riante colline entourée de bois et de prairies. A droite, au contour du rocher de Saint-Eynard, se montre le couvent de la Providence. Un sentier ombragé conduit en un quart d'heure au hameau de Chantemerle, d'où l'on découvre une belle vue sur le Saint-Eynard (1,339 m.).

Une montée rapide conduit à un plateau où se trouve la maison Pilon, éloignée de

Grenoble de deux heures trente minutes. La vue, de ce point, est admirable; à ses pieds on aperçoit la riche vallée du Graisivaudan, parcourue par l'Isère; au-delà, les pics de l'Orionde, de l'Homme, de Belledonne, de la Grande-Lance, couverts de neiges éternelles, le col de la Coche, Taillefer; à droite, les gradins du mont Rachais, au pied duquel s'étagent les fortifications de la Bastille et du fort Rabot; à l'ouest de la plaine de Grenoble, les montagnes de Saint-Nizier, le pic de la Moucherolle, le col de l'Arc, le mont Aiguille, le Grand-Vehmont; au midi, les Pyramides du pont de Claix et de Saint-Paul-de-Varces; plus loin, les montagnes de la Croix-Haute, de Sénèpe et de Conesse, et, enfin au fond, la masse de l'Obiou.

La route monte entre le revers du Saint-Eynard, à droite, et la montagne du Sapey ou Ecoutou, à gauche (1,259 m.). Une étroite vallée s'ouvre à gauche; on y voit le hameau de la Vence et le ruisseau de ce nom, les villages de Quaix, de Sarcenas, de Proveysieux, entourés de coteaux boisés. Au bout d'une demi-heure, le torrent du Bret traverse le chemin pour se jeter dans la Vence. La montée devient plus rapide jusqu'au village du Sapey, où l'on trouve une auberge. Deux heures plus loin on entre dans la forêt de Porte. A partir du col de Porte (1,352 m.) la montée cesse. A droite s'élève le pic de Chamechaude (2,087 m.), la Pinéa (1,179 m.), les rochers de Chalves (1,176 m.), le Casque de Néron (1,310 m.). On traverse les hameaux des Cottaves, des Guillets, des Revols, des Marrons. On aperçoit sur la gauche le Charmant-Som (1,180 m.); au nord, le Grand-Som (2,033 m.). Sur une petite éminence s'élève une église dédiée à saint Hugues, et, plus loin, le village de Saint-Pierre-de-Chartreuse, incendié en 1846. A peu de distance on rencontre, sur la gauche, une autre chapelle dédiée aussi à saint Hugues. On laisse à droite le chemin qui conduit à Saint-Pierre, puis on se trouve en face de deux rochers de cent mètres de hauteur, entre lesquels coule le Guiers-Mort. C'est là ce qu'on appelle l'entrée du Désert. Une source sort d'un rocher au niveau du chemin. On traverse une maison, puis un pont et l'on suit la rive gauche du torrent. Trois quarts d'heure après l'entrée du Désert on arrive, par un chemin qui monte au milieu des bois, à la Courrerie où fut établi autrefois un hospice pour les Chartreux. Plus tard, une imprimerie et des manufactures d'objets de vêtements y furent installées. Elle servit ensuite d'habitation aux gardes forestiers. En face de la Courrerie est un petit cimetière où l'on enterrait les ouvriers morts au service des Chartreux. On aperçoit bientôt les bâtiments du monastère. On remarque, à gauche, un grand réservoir d'eau et une allée d'arbres au-dessus de laquelle est le bâtiment destiné au logement des femmes.

5° *De Grenoble à Saint-Imiers*, deux heures.

De Saint-Imiers au monastère, trois heures trente minutes.

Après Saint-Imiers on s'enfonce dans la gorge du Manival et on arrive, en deux heures trente minutes, au Gros-Mulet, d'où on a une belle vue sur la vallée du Graisivaudan et les montagnes qui dominent la rive gauche de l'Isère. Il faut deux heures quinze minutes pour atteindre le village de Saint-Pierre-de-Chartreuse. Quarante-cinq minutes plus loin on rejoint le chemin du Sapey.

6° *De la Grande-Chartreuse aux Echelles, par le Frou,* cinq heures.

On monte au chalet de Bovinant (voir *Ascension du Grand-Som*, p. 294), puis on s'engage dans un couloir qui s'ouvre entre des rochers escarpés et d'où l'on descend, par des degrés naturels qu'on voit sur le roc, vers des pâturages qui s'étendent jusqu'au sommet du col de la Ruchère.

On peut également arriver à ce col en suivant un chemin qu'on voit s'ouvrir à travers les forêts situées au nord de la chapelle Saint-Bruno et qui parcourt ensuite des pâturages dominés à droite, par la montagne du Renard; à gauche, par celle d'Aliénard. Le sommet de ces pâturages est couronné par une croix de bois. Avant de l'atteindre on rencontre le chalet des Chartreux, distant du couvent d'une heure. Il ne faut plus qu'une demi-heure pour arriver à la croix qui marque le sommet du col de la Ruchère (1,400 mètres).

De ce col on a une vue magnifique. Dans la direction du nord on voit la vallée du Guiers-Vif, les montagnes des Echelles et de Corbel; plus loin, le Signal, le mont de l'Epine, le mont du Chat et le lac du Bourget.

On descend pendant une heure et demie, à travers les bois, jusqu'au hameau de la Ruchère. En inclinant à gauche on arrive au passage du Grand-Frou. Pendant vingt-cinq minutes on descend un chemin de soixante-dix centimètres de largeur, ayant à gauche des rochers taillés à pic, et à droite, un précipice de trois cents mètres de profondeur. On a scellé dans le rocher des morceaux de bois qui servent de main-courante et, du côté de l'abîme, on a formé un parapet avec des troncs de sapins. Après le Grand-Frou, le chemin est en plaine pendant quelque temps; puis il faut descendre une nouvelle rampe de rochers qu'on appelle le Petit-Frou. On atteint bientôt le hameau du Châtelard, puis ceux des Blanches, des Magnins et des Molières. Après ce dernier hameau, on ne tarde pas à atteindre la route des Echelles.

Le couvent de la Grande-Chartreuse est bâti à 977 mètres au-dessus du niveau de la mer. Il est placé sur le versant d'une prairie entourée de forêts et dominée par les rochers blancs et nus du Grand-Som. Au fond du vallon coule le Guiers-Mort. Sur l'autre versant on aperçoit le habert et les belles prairies de Valombrey, dominées par des forêts au-dessus desquelles s'élèvent les rochers de Charmant-Som.

Saint Bruno, fondateur de l'ordre des Chartreux, naquit à Cologne et vint, en 1084, avec six compagnons, bâtir quelques cellules en bois dans l'emplacement occupé par les chapelles Saint-Bruno et Sainte-Marie. En 1133, une avalanche écrasa ces cabanes. De nouvelles cellules en bois furent construites sur l'emplacement qu'occupent aujourd'hui les bâtiments. Elles furent détruites à plusieurs reprises par des incendies. Enfin, en 1676, fut bâti le couvent actuel.

En 1789, les biens des Chartreux devinrent propriété de l'Etat. Le gouvernement de la Restauration les leur rendit, à l'exception des forêts. Aujourd'hui ils n'ont que la jouissance des bâtiments et du bois nécessaire à leurs besoins. Mais ils réalisent chaque année des bénéfices énormes par la vente de leurs liqueurs.

Pour bien apprécier l'ensemble des constructions il faut passer à gauche des bâtiments destinés au logement des femmes, traverser un ruisseau et monter à travers la forêt jusqu'à un pavillon. On distingue très-bien six clochers et de petites maisons isolées placées à égale distance et perpendiculairement aux constructions principales. Ce sont les cellules des Pères, lesquelles sont composées de trois pièces attenant à un petit jardin.

La salle du chapitre est décorée de vingt-deux tableaux représentant la vie de saint Bruno et copiés d'après ceux de Lesueur que possède le musée du Louvre.

Les Chartreux se divisent en trois classes :

1° Les Pères, qui disent la messe, sont vêtus de laine blanche, sans aucun linge, ont la tête rasée ainsi que la figure, sont soumis au silence, sauf une fois par semaine pendant la durée d'une promenade faite dans l'enceinte du Désert, jeûnent huit mois de l'année et ne mangent jamais de viande, ne prennent leurs repas en commun que les dimanches et jours de fête, assistent à cinq offices de jour et à un de nuit, auquel les étrangers peuvent assister du haut d'une tribune.

2° Les Frères, qui ne sont pas prêtres et peuvent, au bout de neuf ans passés dans la maison sous le nom de Frères donnés, faire des vœux, sans toutefois recevoir la prêtrise, et devenir Frères convers. On distingue ces derniers des Pères en ce qu'ils laissent croître leur barbe.

3° Les Novices, qui ne prononcent leurs vœux qu'après deux années et doivent avoir reçu une éducation complète avant leur admission dans le couvent.

Le costume des Chartreux consiste en une culotte, des bas et un gilet de laine. Ils ne portent pas de linge de corps. Une longue robe blanche en laine, serrée à la ceinture, une dalmatique terminée par un capuchon complètent ce vêtement.

L'ordre des Chartreux est gouverné par un supérieur général qui administre toutes les chartreuses. Les Pères ajoutent à leur nom de famille le titre de dom.

L'office de nuit produit sur les étrangers qui y assistent une profonde impression. Tous les Chartreux arrivent un à un, portant une petite lanterne. Bientôt ils entonnent une psalmodie lente et triste qu'ils interrompent de temps en temps; ils cachent alors leurs lanternes. Un silence solennel et une obscurité complète règnent dans l'église. Les religieux s'étendent par terre dans leurs stalles; puis ils se relèvent; les lanternes reparaissent et les prières s'achèvent.

Les visiteurs reçoivent à la Grande-Chartreuse une hospitalité modeste, mais suffisante. Il est interdit aux femmes de pénétrer dans le monastère. Elles sont reçues dans le bâtiment situé au nord de la porte d'entrée. Chaque voyageur est logé dans une cellule du monastère. La viande est exclue de la nourriture.

Chapelles de St-Bruno et de Ste-Marie.

En prenant un sentier qui est en face du grand portail on arrive, au bout d'une demi-heure, à la chapelle de Sainte-Marie de Casalibus, ainsi nommée parce qu'elle se trouve sur l'emplacement qu'occupaient les premières cabanes des disciples de saint Bruno. Un peu plus loin, de l'autre côté du chemin, au-dessus d'une fontaine et sur le sommet d'un rocher isolé, se trouve une autre chapelle plus vaste, bâtie sur l'emplacement qu'occupait la cellule de saint Bruno. C'est la chapelle dédiée à ce saint.

Grand-Som.

Il faut environ trois heures et demie pour atteindre le sommet du Grand-Som (2,033 mètres). On doit emporter des provisions et partir de très-bonne heure.

On traverse d'abord la prairie qui se trouve au-dessus du couvent. En se retournant on jouit d'une belle vue sur le vallon du Guiers-Mort. On laisse à gauche les chapelles de Saint-Bruno et de Sainte-Marie, et l'on gravit un sentier rapide au milieu d'une forêt de sapins et de hêtres. Une heure et demie après avoir quitté le monastère on rencontre une fontaine. Plus haut on ne trouve plus que quelques pins rabougris, des genévriers, des rhododendrons, et on arrive au chalet de Bovinant (1,812 m.), situé au milieu des pâturages que dominent, à gauche, les rochers d'Aliénard; à droite, le Grand-Som. A cinquante pas du chalet se trouve une fontaine auprès de laquelle on prendra un repas.

Après s'être reposé et réconforté, on prend un sentier qui serpente dans la prairie; on le suit pendant un quart d'heure. Il faut ensuite contourner à droite et s'enfoncer dans un défilé resserré entre des rochers. Le sentier côtoie le précipice et passe tantôt sur les rochers, tantôt sur des pâturages. Ce passage est nommé Saut du Chartreux, ou Mauvais Pas. Après qu'on a franchi ces rochers il ne faut plus que vingt minutes pour atteindre le sommet. On y a planté une croix en bois.

A l'ouest la vue s'étend sur les plaines dauphinoises et lyonnaises et, par-delà, sur les montagnes du Forez et de l'Ardèche; à l'est, sur toute la chaîne des Alpes, l'Obiou, le Pelvoux, le mont Viso, Taillefer, Belledonne, les Sept-Laux, les Beauges, le Salève, le Saint-Bernard, le mont Blanc; plus près de soi, sur la Dent de Crolles, le Saint-Eynard, Chamechaude et sur le vallon où l'on aperçoit les hameaux des communes de Saint-Pierre-de-Chartreuse et de Saint-Pierre-d'Entremont; au nord on remarque le mont du Chat et le lac du Bourget; au-delà on aperçoit la vallée du Rhône; plus loin, les montagnes du Bugey et du Jura.

De retour au chalet de Bovinant, les voyageurs qui ne voudront pas revenir au monastère pourront descendre : 1° Par le col de la Ruchère et le Frou, aux Echelles. Nous avons décrit plus haut ce chemin. 2° Par la vallée des Eparres, à Saint-Pierre d'Entremont; puis par le col du Frêne, à Chapareillan.

Vallée des Eparres. — Saint-Pierre-d'Entremont.

Les voyageurs qui voudront parcourir le second itinéraire se dirigeront vers le nord-est. Après avoir franchi le col on prend un sentier à gauche et l'on s'engage dans une belle forêt, au milieu de la solitaire vallée des Èparres. Après une heure et demie de marche on sort de la forêt. On aperçoit à gauche, au sommet d'un monticule, de vastes bâtiments construits par les Chartreux sur les ruines d'un vieux château féodal dont il ne reste plus que quelques voûtes, un mur d'enceinte et les débris d'un donjon. Bientôt on arrive au village de Saint-Pierre-d'Entremont; on traverse le Guiers sur un pont de bois et on entre sur le territoire de la Savoie. Il faut alors monter à Entremont-le-Vieux ou Epernay. A gauche, sur un monticule escarpé, on aperçoit les ruines d'un château féodal. En continuant à monter pendant une demi-heure on atteint le col du Frêne (1,135 mètres), d'où l'on a une belle vue sur la Cluze, sur le cours de l'Isère, sur l'entrée de la Tarentaise et de la Maurienne; à droite s'élève le mont Granier (1,938 mètres).

La large échancrure du col du Frêne est le résultat d'un éboulement qui, le 25 novembre 1248, enterra plusieurs villages et forma ces monticules séparés les uns des autres par de petits lacs qu'on appelle les Abîmes de de Notre-Dame de Myans.

Tournant à droite, on descend soit à Chapareillan, soit à Barraux.

Le Couvent de Chalais.

Le couvent de Chalais a été fondé par saint Hugues.

En 1303, l'évêque de Grenoble, Guillaume IV, le céda aux Chartreux, qui le destinèrent à recevoir ceux des Pères auxquels leur âge et leurs infirmités ne permettraient pas de résider à la Grande-Chartreuse. A l'époque de la Révolution, le couvent fut vendu comme bien national. En 1844, le R. P. Lacordaire acheta les bâtiments ainsi que quelques bois et pâturages environnants et les destina à servir de résidence aux jeunes aspirants Dominicains qui, après leur noviciat, auraient, avant d'entrer dans les ordres, à compléter leurs études théologiques.

De Voreppe au couvent de Chalais, 3 heures. Après avoir quitté Voreppe on remonte la rive gauche de la Roize. Bientôt le chemin incline à droite, passe près du hameau de Rassin, puis descend vers un ruisseau que l'on traverse pour remonter jusqu'à une grange isolée. A gauche on voit les crêtes de la Grande-Sure; en face, les rochers de Chalves; plus bas, le gouffre où se précipite la Roize; à droite se dresse le pic de la Grande-Aiguille, surmonté d'une croix de bois. Après avoir dépassé la grange il faut continuer de suivre le chemin qui monte à gauche, tourne un petit monticule et prend la direction de l'est, près du hameau de Gerboudière. Plus loin la route serpente en lacets autour de rochers dont l'un porte une croix et une statuette de la Vierge. On atteint bientôt le sommet du col, d'où l'on aperçoit, à peu de distance, le couvent. A gauche sont les bâtiments occupés par les Pères; à droite, la maison du garde forestier; plus loin, la maison destinée au logement des étrangers (940 mètres).

Le site de Chalais est admirable. Vers l'ouest s'élève la montagne de la Grande-Aiguille; vers le nord s'étendent des forêts qui se prolongent jusqu'à la Grande-Chartreuse; de l'autre côté de la vallée de l'Isère on découvre les montagnes de Sassenage jusqu'à l'Echaillon. Mais, pour jouir d'un plus beau spectacle, il faut s'élever jusqu'à la croix qui couronne la montagne de la Grande-Aiguille. Pour y arriver on descend dans une prairie entourée de barrières, puis on monte vers l'ouest par un sentier où se trouve un chemin de croix.

Une heure après avoir quitté le couvent on atteint le sommet du pic (1,095 mètres). On découvre, vers l'ouest, l'Echaillon, le coude de l'Isère, Moirans, Tullins, la tour de Saint-Quentin, la montagne de Parménie, le plateau de Bièvre et de la Côte Saint-André; au loin, le Pilat; plus près, Voiron et la chaîne de Raz, la vallée de la Placette; vers le midi, les montagnes qui dominent Veurey, Noyarey, Sassenage, celles de Saint-Nizier, le cours du Drac, l'Obiou et Taillefer.

De retour au couvent, on peut choisir entre trois directions :

1° Par le Chevallon. En face de la maison des étrangers, on tourne à droite pour longer le flanc oriental de la montagne de la Grande-Aiguille. Le sentier se bifurque: une branche suit la rive droite du ruisseau; l'autre, la rive gauche, pour se rejoindre un quart d'heure plus bas. Une heure et demie après avoir quitté le couvent on arrive au Chevallon, distant de la station de Voreppe d'une demi-heure.

2° On suit l'avenue de tilleuls et l'on prend un sentier qui conduit, en une demi-heure, à une fissure entre des rochers appelée la Cheminée. Alors, tournant à gauche, on monte par des gradins et l'on arrive, sur l'autre revers de l'arête, à la commune de Mont-Saint-Martin. De là on descend au village du Fontanil.

A peu de distance de ce village se trouve une fontaine intermittente nommée Fontaine de la Lutinière. Pour la visiter il faut remonter, pendant dix minutes, le lit du torrent de droite; après avoir escaladé trois blocs énormes, on se trouve à l'entrée d'une voûte sous laquelle, muni d'une lanterne, on marche pendant un quart d'heure. On arrive enfin vers un puits où se réunissent les eaux qui filtrent à travers les rochers. Lorsqu'il est rempli, les eaux s'échappent avec fracas par la galerie avec plus de rapidité qu'elles n'arrivent dans le réservoir souterrain. L'écoulement s'arrête bientôt, pour recommencer lorsque le puits s'est de nouveau rempli.

Du Fontanil on se rend à Saint-Robert. (Trois heures du couvent.)

3° Chemin du Pas de l'Ane et des Bannettes.

Derrière la maison des étrangers, on monte une prairie jusqu'à la lisière de la forêt, dans laquelle on s'engage en inclinant à gauche. On prend ensuite un chemin d'exploitation qui tourne à droite, traverse un ravin et conduit sur un rocher, près d'une prairie nommée les Petites-Bannettes. On peut alors, si l'on veut se diriger vers la Grande-Chartreuse, remonter vers le nord, parcourir les Grandes-Bannettes, les pâturages d'Hurtières et la forêt de Génieu; ou bien, descendre vers le midi au village de Mont-Saint-Martin, qu'on atteindra en trois quarts d'heure, et, de là, gagner le Fontanil, puis Saint-Robert.

CHAPITRE XII.

L'ÉCHAILLON, VEUREY, NOYAREY, AUTRANS, MÉAUDRE.

Prenons pour point de départ la station de Voreppe. On tourne à gauche au sortir de la gare, on franchit le pont jeté sur le chemin de fer, un peu avant l'entrée du tunnel, puis on incline à droite, on passe sur la voûte du tunnel, on suit les digues de la Roize. Il faut maintenant franchir un canal. On arrive ainsi, en une demi-heure, aux bords de l'Isère, en face de l'établissement thermal de l'Echaillon. On traverse l'Isère en bateau.

L'établissement de l'Echaillon a été construit pour utiliser une source sulfureuse qui émane du pied d'un rocher. On peut faire autour de cet établissement de charmantes promenades. L'une des plus intéressantes est celle du Bec de l'Echaillon, où se trouve la curieuse maison de Saint-Ours. Pour y arriver on passe au hameau de Petit-Port, qu'on atteint en vingt-cinq minutes, puis on monte, pendant une heure, sur les flancs de la montagne, d'abord dans un chemin pierreux, ensuite dans un sentier ombragé qui se présente à gauche. Près de la maison de Saint-Ours on a trouvé, enfouis dans le sol, trente-deux tombeaux.

La vue dont on jouit du pavillon de Saint-Ours s'étend sur la vallée de l'Isère, la route de Romans, la tour de Saint-Quentin, les villages de Tullins, Vourey, Moirans et sur les collines qui les dominent, sur les plateaux de Bièvre et de la Côte-Saint-André, sur Voiron et la chaîne de Raz.

Si l'on sort du pavillon et qu'on s'approche des rochers, on aperçoit l'Isère, Moirans, Voreppe, les montagnes de la Grande-Chartreuse, les sommets neigeux des Alpes, entre lesquels on distingue surtout Taillefer.

Revenons sur nos pas, remontons l'Isère et allons à Veurey. De Voreppe on pourrait aller directement à ce village, en traversant un pont sur l'Isère.

De Veurey on peut aller visiter l'établissement hydrothérapique de Noyarey, admirablement situé au milieu d'un parc, ombragé par de beaux arbres, parcouru par des eaux limpides.

Si l'on monte au village de Noyarey, on pourra voir une église du XIe siècle.

Au-dessus de Noyarey sont des forêts de hêtres et de sapins qui s'élèvent jusqu'au pied de la Dent du Loup, du Bec d'Orient et du pic de Naves. De ces collines on jouit d'une vue admirable sur la vallée de l'Isère, depuis Tullins jusqu'à Grenoble. De l'autre côté on aperçoit Parménie, Voiron, la chaîne de Raz, Voreppe, le Fontanil, Saint-Robert, Saint-Egrève, Chalais, les rochers de Chalves, l'Aiguille, la Pinéa, Quaix, Sarcenas, Chamechaude, le Casque de Néron, les forts de Rabot et de la Bastille, Chanrousse, Belledonne et Taillefer.

Au sud-ouest de Noyarey est une petite montagne qu'on désigne sous le nom de Plateau d'Aizy, où les géologues peuvent faire des observations intéressantes. A partir de ce plateau on peut, en une demi-heure, gagner le village de Montaud, puis franchir le

Pas de la Clé et aller visiter la belle vallée d'Autrans.

Les voyageurs qui voudront aller à Autrans, en partant de Veurey, laisseront l'église à droite. Près de l'église de Veurey ils remarqueront une tour carrée bâtie au xv siècle, puis ils monteront dans un chemin rapide qui traverse les hameaux du Petit-Châtelard, du Grand-Châtelard et des Brunetières. On peut choisir alors entre deux directions :

1° En inclinant à droite on arrive, une heure et demie après avoir quitté Veurey, au village de Montaud, puis on traverse, dans la direction du midi, quelques plateaux pour s'engager dans le passage nommé Pas de la Clé (1,492 mètres).

2° En inclinant à gauche on évite Montaud et on arrive, une heure et demie après avoir quitté Veurey, au passage nommé Vif de la Clé, que l'on traverse en sautant une entaille creusée par les eaux dans le rocher.

De Veurey au Pas de la Clé il faut trois heures; de Montaud au Pas de la Clé, une heure et demie.

Du Pas de la Clé on découvre, au nord, la

vallée de l'Isère, le plateau de Bièvre et de la Côte-Saint-André, les pics de la Grande-Chartreuse; au sud, la gracieuse vallée d'Autrans, et, au-delà, les montagnes du Vercors et du Royannais.

Dans la direction du sud-ouest se prolonge une arête nommée Bec de l'Orient; plus loin on aperçoit un sommet plus élevé (1,613 mètres); c'est le pic de Naves.

Après avoir franchi le Pas de la Clé, on laisse à droite les escarpements du Bec d'Autrans. On descend, au sud, à travers une forêt de sapins, jusqu'au village d'Autrans (1,051 mètres), situé sur un petit mamelon entouré de belles prairies. On y trouvera de bonnes auberges.

C'est dans les montagnes d'Autrans, de Méaudre, d'Engins et de Villard de Lans que se fabrique le fromage bleu improprement nommé fromage de Sassenage.

Si l'on voulait revenir à Grenoble, on pourrait, en une heure et demie, atteindre, au niveau du village de Lans, la route qui descend à Sassenage par les gorges d'Engins. Il faudrait environ quatre heures pour aller d'Autrans à Grenoble.

Il est préférable de suivre le chemin qui, au midi, conduit, en une heure et quart, à Méaudre (1,012 mètres), où l'on trouvera deux bonnes auberges.

En continuant de descendre la vallée, on arrive au hameau de Méaudret, puis à celui des Olivets, où le ruisseau suivi jusque là se jette dans la Bourne, rivière qui, prenant sa source près de Lans, coule de l'est à l'ouest, passe à Pont-en-Royans et va se jeter dans l'Isère près de Saint-Nazaire (Drôme).

Lorsqu'on est arrivé au hameau des Olivets, on peut choisir entre trois directions :

1° Traverser la Bourne, remonter au midi, à Valchevrière; trois quarts d'heure après, passer à Saint-Julien-en-Vercors; trois quarts d'heure après, à Saint-Martin, où l'on pourrait coucher. Le lendemain on descendrait dans la vallée de la Vernaison, et on suivrait la pittoresque route des Grands-Goulets jusqu'à Pont-en-Royans.

2° Incliner à l'ouest dans la gorge de la Bourne, traverser le Pas des Rages, le fort de Rencurel, le hameau de la Balme, Choranche et arriver à Pont-en-Royans.

3° Remonter le cours de la Bourne, passer

près de la ferme des Ravix, et atteindre en une heure le village de Villard-de-Lans, où l'on trouvera d'excellentes auberges. Villard-de-Lans est à vingt-huit kilomètres de Grenoble.

CHAPITRE XIII.

SEYSSINET, BEAUREGARD, TOUR-SANS-VENIN, SAINT-NIZIER, LE MOUCHEROTTE, LANS, GORGES D'ENGINS, SASSENAGE (*).

Au sortir de Grenoble on entre sous les belles avenues du cours Saint-André, puis on suit le cours Berriat jusqu'aux digues du Drac, que l'on franchit sur un pont suspendu. Il faut alors tourner à gauche, longer pendant quelques minutes la rive gauche du Drac, prendre, à droite, une avenue ombragée jusqu'à la maison nommée Balmes de Fontaine. Alors on tourne à gauche, dans un chemin rapide, sur les côtés duquel on voit des blocs erratiques composés de gneiss,

(*) Pour plus de détails, consulter le livre de M. A. Macé sur les montagnes de St-Nizier. Grenoble, 1858.

de granites et de micaschistes venus des Hautes-Alpes. Une heure et demie après avoir quitté Grenoble on atteint le village de Seyssinet. Au-dessus du village, il faut gravir les rampes qui conduisent, en une demi-heure, au château de Beauregard. De ce lieu on jouit d'une admirable vue sur Grenoble, sur la vallée du Graisivaudan et les montagnes qui la dominent. Dans le lointain apparaît le mont Blanc.

Près du château de Beauregard se trouve, à droite, une gorge étroite creusée entre les parois abruptes de deux mamelons et fermée à ses deux extrémités par un mur percé, d'un côté, d'une barrière à jour, de l'autre côté, d'une porte pleine. C'est là ce qu'on a appelé le Désert de J.-J. Rousseau. On a supposé que J.-J. Rousseau s'était promené dans ce lieu et y avait herborisé.

Après avoir visité le Désert de Beauregard, on devra aller vers la Tour-sans-Venin, qui était une des sept merveilles du Dauphiné. On prend un petit sentier rapide qui monte à travers de jolis bois et traverse une prairie au-delà de laquelle on escalade un rocher pour arriver à la Tour-sans-Venin (30 minutes du Désert, 2 heures 30 minutes de Grenoble). Il ne reste plus qu'un pan de mur qui produit cependant dans le paysage un magnifique effet.

D'après une légende populaire, Roland aurait répandu dans ce lieu de la terre apportée de Paris, ce qui fit donner au village voisin le nom de Pariset. Cette terre fait mourir, dit-on, tous les insectes venimeux.

La vue dont on jouit de la Tour-sans-Venin s'étend sur les Alpes, depuis le mont Blanc jusqu'à Taillefer. On distingue surtout la roche Saint-Hugon, le Grand-Charnier, la chaîne de la Rochette, la montagne de Sainte-Margueritte, celle de Brâme-Farine, les glaciers du Gleyzin, les pics des Sept-Laux, la chaîne de Cret-Poulet et de Merdaret, le col de la Coche, les sommets de l'Homme, de l'Orionde, du Grand-Replomb, de la Grande-Lance, de Colon, la cascade de l'Oursière, les rochers de Vaudaine et du lac Robert, Chanrousse et sa croix, Vizille, Vaulnaveys et l'entrée de l'Oisans, Taillefer (2,861 mètres), les montagnes dominant Moulin-Vieux et Lavaldens, le Valbonnais, l'Obiou (2,792 m.), couvert de neiges éternelles, les montagnes de Conesse et de Monteynard, les collines du Grand et du Petit-Brion au-dessus de Vif et de Varces, les montagnes du Cerf et de Faverolle; à gauche on distingue Grenoble et ses bastions, la Dent de Crolles, le Saint-Eynard, les étages du mont Rachais, dont les gradins inférieurs portent les forts de la Bastille et de Rabot, le Casque de Néron (1,305 mètres), l'aiguille de Quaix et la Pinéa, le pic de Chamechaude (2,087 mètres), les rochers de Chalves, la Grande-Sure; vers le nord-ouest on remarque le plateau de Saint-Nizier, celui de Sornin, les rochers nus de la Dent du Loup, de la Dent de Moirans et du Bec d'Orient, le plateau d'Aizy, les premiers gradins de la pointe de l'Echaillon.

De la Tour-sans-Venin il faut descendre au village de Pariset, puis s'engager dans un défilé étroit creusé entre deux rochers taillés à pic. On aperçoit bientôt le rocher des Pucelles, composé de trois pans verticaux sans aspérités, séparés les uns des autres par de vastes fissures, et inaccessibles. De là on prend, à droite, un chemin conduisant, en une demi-heure, à Saint-Nizier (1,171 m.), où l'on trouvera une auberge.

Ascension du Moucherotte.

Pour monter au sommet du Moucherotte (1,906 mètres) on traverse, près du bâtiment de l'école de Saint-Nizier, un petit ruisseau, on prend un petit chemin qui serpente entre des prairies et des champs cultivés, puis entre des bois de sapins à droite et des terrains nus à gauche. Il faut ensuite gravir, pendant une demi-heure, une pente rapide à travers les éboulis de la montagne, pour atteindre une belle prairie au-dessous de laquelle on aperçoit le plateau de Saint-Nizier, les gorges d'Engins, une partie de la vallée de Lans; au-delà, le plateau de Sornin; vers le nord, les pics du massif de la Grande-Chartreuse. Alors on s'engage dans une fissure creusée entre deux parois de rochers, on traverse des pâturages, on arrive à une dépression de terrain, et enfin, au sommet du Moucherotte.

On découvre, outre les montagnes déjà énumérées à propos de la Tour-sans-Venin, l'entrée de la Maurienne et de la Tarentaise au-delà du Grand-Charnier, les pics de Belledonne par-dessus la Grande-Lance, les glaciers des Rousses au-dessus de Chanrousse, l'ensemble du mont Blanc, les Beauges, la montagne de la Thuile au-dessus de Montmélian, le mont Granier, les rochers du Haut du Seuil et de Bellefond; par-dessus Taillefer on aperçoit les montagnes qui dominent Briançon et le Chaberton (3,141 m.), au-dessus du col du mont Genèvre; les glaciers de la Bérarde et les pics du Pelvoux (4,178 mètres); au-delà de Conesse et de Sénèpe, les montagnes des Hautes-Alpes; à droite, le pic de Saint-Michel, qui domine le col de l'Arc; au-delà les Deux-Jumelles, la Moucherolle (2,290 mètres), le Grand-Vehmont, le mont Aiguille (2,097 mètres). Vers l'ouest la vue s'abaisse sur la montagne du Volant, la verte vallée de Villard-de-Lans, le versant occidental de la Moucherolle, le plateau de Saint-Nizier; au-dessous, la vallée du Furon et les gorges d'Engins, le plateau de Sornin, la vallée de Méaudre et d'Autrans; au loin on remarque les montagnes du Vercors et du Royannais, les plaines de la Drôme, les montagnes du Vivarais et du Forez, le Pilat.

Après avoir contemplé ce magnifique

spectacle, il faut revenir à Saint-Nizier en redescendant les pentes gazonnées et le chemin déjà décrit. Le Moucherotte est très-escarpé du côté de l'est, la descente dans cette direction ne saurait être conseillée. L'escarpement oriental se prolonge vers le midi jusqu'à l'extrémité du Grand-Vehmont, dans une étendue de quarante kilomètres, et n'est interrompu que par le col de l'Arc, distant, en ligne droite, de six kilomètres du Moucherotte, puis par le col Vert, le col de la Petite-Moucherolle, le col de Gresse et le col de Menée.

Au lieu de revenir par la même route, il vaut mieux, à partir de Saint-Nizier, prendre la route qui conduit à Lans. Après avoir traversé quelques hameaux on voit, à droite, s'ouvrir une gorge profonde. Ici les voyageurs feront bien de se détourner de leur route et de descendre, pendant un quart d'heure, jusque près d'un moulin. Remontant à droite, ils verront sortir, du milieu de rochers, une masse considérable d'eau limpide qui, comme aux grottes de Sassenage, filtre souterrainement à travers des roches perméables et forme un torrent dont une partie va se briser, de rochers en rochers, dans une gorge sauvage, et se jette plus loin dans le Furon.

Rejoignons la route de Lans en passant, à gauche, sur les blocs par-dessus lesquels coule la source, puis dans un petit bois. Bientôt on arrive au village de Lans, trois heures après avoir quitté le Moucherotte.

A Lans on trouve de bonnes auberges. L'église de ce village remonte à la fin du XIe siècle. Lans est situé au point de partage des eaux de la Bourne et du Furon. La Bourne naît sur le versant méridional du monticule de Lans. Le Furon prend sa source sur le versant septentrional, se dirige vers le nord-est et va se jeter dans l'Isère au-dessous de Sassenage.

A peu de distance de Lans on s'engage dans les gorges d'Engins, défilé sinueux de deux kilomètres de longueur, compris entre deux parois de rochers très-rapprochées. Il semble même parfois qu'une barrière infranchissable ferme le passage. Au sortir des gorges d'Engins on rencontre, sur la droite, un ruisseau qui se jette dans le Furon; nous avons précédemment parlé de sa source près du moulin. La gorge d'où il sort offre un aspect extrêmement sauvage. On arrive au hameau des Jaux, puis au village d'Engins, au-delà duquel le Furon mugit au fond d'un gouffre profond, entre deux rochers taillés à pic. On traverse ensuite le pont Charvet, distant de Sassenage de trois kilomètres.

Sassenage.

Sassenage est à six kilomètres de Grenoble. Pour y aller on suit pendant quelque temps le cours Saint-André, puis le cours Berriat. On traverse le pont en chaînes de fer jeté sur le Drac. Le tablier de ce pont hardi a cent trente mètres de longueur; il est d'une seule travée. On suit la rive gauche de l'Isère, et après avoir parcouru quatre kilomètres on arrive à Sassenage, petite ville propre et coquette, de 1,500 habitants.

Près de Sassenage sont des grottes et des cuves qu'on avait mises au rang des sept merveilles du Dauphiné. Pour aller les visiter on suit un sentier étroit et rapide, à gauche du Furon. Si l'on désire pénétrer dans les grottes il faut se faire accompagner d'un guide et se munir de torches. On entre dans un verger, puis on traverse un ruisseau qui coule sur un aqueduc revêtu de lierre. De l'autre côté du Furon sont étagés, sur une pente rapide, des moulins, des usines et des chaumières. Après avoir contemplé ce ravissant tableau, on gravit un monticule au-delà duquel on s'engage à travers des rochers tombés du haut de la montagne qu'on voit à gauche. De l'autre côté, on entend gronder le Furon au fond d'un ravin. On tourne à gauche et l'on se trouve en face d'une voûte dont l'ouverture a vingt-quatre mètres sur seize mètres. La profondeur est de quatorze mètres. A gauche se trouve une autre ouverture de quatre mètres de diamètre, à droite on rencontre une autre cavité de plus de trente mètres de profondeur. Sous la grande voûte jaillit une nappe d'eau limpide qui rebondit en cascade et forme le torrent impétueux dont on a remonté le cours, et qui constitue l'une des branches d'origine du Furon; l'autre branche vient des montagnes de Lans et descend par les gorges d'Engins, puis toutes deux réunies se jettent dans l'Isère, à peu de distance, au nord-est de Sassenage.

Après avoir visité la grotte il faut traverser le Furon sur une planche, monter à travers un petit bois. On arrive auprès de deux excavations en forme de cône renversé qu'on appelle les Cuves. Elles ont chacune environ deux mètres de diamètre; la première, nommée Four des Fées, est profonde d'un mètre; la seconde, de cinquante centimètres. Suivant une tradition populaire, lorsqu'au printemps il n'y a pas d'eau dans les Cuves, c'est un signe de stérilité; l'abondance d'eau annonce une grande fertilité. L'eau des Cuves s'écoule, par un canal étroit et profond, dans la grande grotte dont nous avons parlé précédemment.

Dans cette grotte on remarque, dans la galerie de gauche, quelque stalactites. Dans la galerie de droite de grosses pierres se sont détachées de la voûte. La plus grande a été nommée Table de la fée Mélusine.

M. Lory a expliqué d'une manière très-plausible le mode de formation des grottes de Sassenage. D'après ce savant géologue, il s'est produit une dislocation, une *faille*, dans la direction du sud-ouest, parallèlement au cours du Furon. Or, la montagne de Sassenage est terminée supérieurement par un large plateau dirigé vers le sud jusqu'au village de Saint-Nizier et présentant de petits monticules arrondis et des dépressions qui ressemblent à des réservoirs. Le sol de ce plateau est composé de terrains très-perméables, craie, mollasse et poudingues. Les eaux tombées sur le plateau de Saint-Nizier, après avoir traversé ces couches perméables, pénètrent dans la fracture et rencontrent, au niveau des grottes, les marnes imperméables qui forment la première assise du néocomien inférieur. Dès lors, arrêtées dans leur chute, les eaux se sont frayé des passages à travers les roches fendillées de la craie et ont produit les excavations de Sassenage, sorte de robinet latéral par lequel elles s'écoulent hors de la faille.

De retour au village, on ira visiter l'église construite au XIe siècle. Dans la chapelle de droite sont les cendres de François de Bonne, duc de Lesdiguières, mort en 1626.

Au-dessous de Sassenage existe un château construit sous Louis XIII pour remplacer l'ancien château des Bérenger, dont on voit les ruines sur un chemin qui conduit de

Sassenage aux Côtes. La famille de Bérenger-Sassenage est une des plus anciennes du Dauphiné. La seigneurie de Sassenage fut donné au chef de cette famille en récompense de la bravoure qu'il montra dans la guerre entreprise par l'évêque Isarn contre les Sarrazins.

On peut voir dans le château plusieurs portraits de Lesdiguières, deux paysages de l'école du Poussin, un Murillo représentant les quatre Evangélistes, les portraits de famille des Bérenger, des tapisseries des Gobelins, des lits à baldaquins ornés de riches tentures; dans l'un de ces lits a couché Louis XIII, dans un autre a couché Louis XVI.

CHAPITRE XIV.

SEYSSINS, LE COL DE L'ARC, LE PIC SAINT-MICHEL, VILLARD-DE-LANS, VALLÉE DE LA BOURNE, PONT-EN-ROYANS, LES PETITS ET LES GRANDS-GOULETS.

Parti de Grenoble, le voyageur suivra le cours Berriat, traversera le Drac, suivra, à gauche, la digue pendant une demi-heure et prendra la seconde route qui se présente pour arriver au village de Seyssins. De là on peut aller visiter le rocher de Comboire et revenir à Claix.

Ceux qui ne voudront pas faire cette digression iront directement à Claix; ils verront, à gauche, les ruines d'un ancien château et traverseront le hameau d'Allières. Il faut alors monter dans un chemin rapide bordé de blocs erratiques. Bientôt, à la lisière d'un bois et à travers les rochers desquels se précipite le ruisseau d'Allières, on aperçoit une exploitation de roches du néocomien supérieur, de même nature que celles des côtes de Sassenage et tombées du sommet de la montagne. On quitte le chemin d'exploitation en face d'un moulin, on tourne à gauche, en traversant un ruisseau pour rejoindre un sentier rapide qui conduit au hameau de Saint-Imbert (1 h. 30 m. de Claix). Au-delà nous ne rencontrerons plus d'habitations. Lorsqu'on a dépassé ce hameau, il faut tourner à droite pour aller au col de l'Arc (1,718 m.), vaste échancrure qui ressemble à un croissant dont les pointes seraient en haut. De ce col on aperçoit, en bas, le village de Saint-Paul-de-Varces, le Drac, la Romanche; à droite, le plateau de Champ et la montagne de Conesse, Vizille, Taillefer, les Rousses; vers l'est, le cours de la Bourne, les sommets du Royannais, du Vivarais et de l'Ardèche.

Pour jouir d'une vue encore plus belle il faut monter par des pentes gazonnées jusqu'au pic Saint-Michel. De cette hauteur on découvre les montagnes de la Grande-Chartreuse, de Sainte-Marguerite, de la Thuile, les Beauges, le mont Blanc, les sommets de la Tarentaise et de la Maurienne, la roche Saint-Hugon, le Grand-Charnier, la chaîne de la Rochette, de Brâme-Farine, de Theys et de Merdaret, les glaciers du Gleyzin, les rochers des Sept-Laux, le col de la Coche, les pics de l'Homme, de l'Orionde, du Grand-Replomb, de la Grande-Lance, de Belledonne, de Colon, de Vaudaine, Chanrousse, les Quatre-Seigneurs, Taillefer, les Rousses, le Pelvoux, l'Obiou; vers l'ouest on domine la vallée de Villard-de-Lans; au-delà on aperçoit les montagnes d'Autrans et de Méaudre; plus loin, les montagnes de l'Ardèche, le Pilat, le Forez et le Beaujolais.

On descend à Villard-de-Lans en inclinant, vers la gauche, dans un chemin bordé de chaque côté de sapins.

Ce village (2,500 habitants), chef-lieu de canton, est d'une propreté remarquable. Les maisons sont séparées les unes des autres par des ruelles étroites. La façade des habitations n'est pas sur la rue. Deux escaliers extérieurs aboutissent à la toiture. Les voyageurs y trouveront plusieurs hôtelleries.

De Villard-de-Lans à Grenoble, 29 kilom.

Vallée de la Bourne. — Pont-en-Royans. — Petits-Goulets. — Grands-Goulets.

La Bourne, née sur le versant méridional de la montagne de Lans, se dirige vers le sud-ouest jusqu'à Villard-de-Lans, puis vers l'ouest, passe à Choranche, à Pont-en-Royans et se jette dans l'Isère près de Saint-Nazaire.

En une demi-heure on descend de Villard-de-Lans à la ferme des Ravix, située sur la rive gauche de la Bourne. On arrive sur des rochers escarpés qui surplombent au-dessus du torrent. Ce passage s'appelle Pas-des-Rages. On atteint le fort de Rencurel, puis le hameau de la Balme.

On voit s'ouvrir, au nord, la vallée de Rencurel d'où, par le Pas-de-l'Echelle, on pourrait descendre à Saint-Gervais sur les bords de l'Isère.

Après la Balme on rencontre le village pittoresque de Choranche, près duquel existe une curieuse grotte. De Choranche il ne faut plus que trois quarts d'heure pour arriver à Pont-en-Royans.

Pont-en-Royans est un chef-lieu de canton (1,300 habitants) situé à soixante-un kilomètres de Grenoble. La plupart de ses maisons, soutenues par des échafaudages, dominent, à une grande hauteur, les eaux de la Bourne. Un pont étroit, jeté sur un abîme de cinquante mètres de profondeur, relie les deux parties de la ville. Il existait dans cette ville un grand nombre de fabriques de draps dont le nombre a considérablement diminué et quelques filatures de soie. Au-dessus de Pont-en-Royans on remarque les ruines d'un vieux château.

Une excursion intéressante est celle qu'on peut faire dans la vallée de la Lionne, en passant à Saint-Jean-en-Royans, à Léoncel et aux gorges d'Omblèze. Au sortir de ces gorges on entre dans la vallée arrosée par la Gervanne, un des affluents de la Drôme. Bientôt on aperçoit la magnifique cascade de la Druïse. On peut, en quittant la vallée de la Gervanne, monter dans le vallon d'Egluy, puis descendre dans la vallée de Quint et ensuite remonter la Drôme jusqu'à Die.

De Pont-en-Royans revenons à Villard-de-Lans, en remontant la vallée arrosée par la Vernaison. Ce torrent se jette dans la Bourne, à peu de distance en amont de Pont-en-Royans. La route remonte la rive gauche, s'engage dans le passage des Petits-Goulets. La Vernaison s'élance, en formant une cascade, d'une fente étroite entre deux rochers à pic. On traverse successivement cinq tunnels d'une longueur totale de deux cent quatre-vingt-dix mètres et élevés de cent cinquante mètres au-dessus du torrent. Sur la rive opposée, une grotte s'ouvre dans les flancs de la montagne. La gorge des Petits-Goulets cesse après la quatrième galerie. On entre alors dans un bassin verdoyant au milieu duquel est le village d'Echevis, entouré de vergers, de champs cultivés, de vignes, que dominent des forêts couronnées de rochers à pic. Après une descente la route franchit la Vernaison sur un pont en pierre, puis remonte par une rampe de cinq mille cinq cents mètres, tracée en zigzags. Au sommet de la montée on traverse un tunnel de soixante mètres de longueur. Avant et après cette galerie on a creusé dans le roc des trous profonds destinés à recevoir les barres de fer qui supportent le tablier de la route. C'est ici que commence le passage des Grands-

Goulets qui présente une suite de travaux d'art extrêmement remarquables. Tantôt la route s'engage sous des tunnels, tantôt sur des encorbellements. Lorsqu'on jette les yeux dans le gouffre on voit, à une profondeur de cent cinquante mètres, la Vernaison écumer et bondir sur les roches qui encombrent son lit étroit. Dans d'autres endroits, elle est si profondément encaissée qu'on ne voit plus que deux parois verticales. D'immenses rochers dressent à droite et à gauche leurs flancs tantôt nus, tantôt couverts de mousse et de bouquets d'arbustes. On traverse un pont jeté sur l'abîme. La route suit alors la rive gauche. Les tunnels deviennent de plus en plus nombreux. Ce passage des Grands-Goulets, vu par un temps sombre, revêt un caractère sinistre. Avec quel bonheur, au sortir du dernier tunnel, ne revoit-on pas le soleil, les forêts et les prairies.

Au sortir des Grands-Goulets on trouve une auberge où l'on devra prendre un guide.

On quitte ici la route qui parcourt la vallée de la Vernaison, longue de seize kilomètres depuis la sortie des Grands-Goulets jusqu'à la source de la Vernaison, près du col de

Rousset. La largeur moyenne de la vallée supérieure est d'un kilomètre; elle est dirigée du nord-ouest au sud-est. Après le col de Rousset la route nouvelle ira rejoindre la ville de Die.

Traversons la Vernaison, remontons, pendant vingt minutes, le ruisseau descendu de la vallée de Saint-Martin et de Saint-Julien. Il faut alors incliner vers le nord et s'engager dans le vallon de François. Après une rude montée on atteint des forêts au milieu desquelles on marche, pendant deux heures, jusqu'au sommet de la montagne, puis deux heures encore, en descendant sur l'autre versant. Enfin on atteint les prairies et le village de Corrençon, distant de Villard-de-Lans de deux heures de marche.

CHAPITRE XV.

LAC DE PALADRU. — CHARTREUSE DE SYLVE-BÉNITE.

Le lac de Paladru est situé entre la Tour-du-Pin et Voiron, au milieu d'une pittoresque contrée nommée Terres-Froides. Sa longueur est d'un peu plus de cinq kilomètres, sa largeur de onze cents mètres. Il vient donc, sous le rapport de l'étendue, après le lac du Bourget, le lac d'Annecy et le lac de Grand-Lieu, près de Nantes. Il est à peu près de même grandeur que le lac d'Aiguebellette, à l'ouest de Chambéry. On a supposé que le lit du lac de Paladru a été creusé par des éruptions volcaniques ; mais, comme l'a fait remarquer M. Macé, il n'existe pas sur ses bords la moindre trace de laves ou de basaltes. Les coteaux qui l'encadrent sont composés de mollasses entremêlées de poudingues et de gros cailloux.

La profondeur du lac est d'environ cinquante mètres. Ses eaux sont limpides, onctueuses et conservent toujours une température modérée. On y pêche l'anguille, la carpe, la perche, l'*ombre-chevalier*, la tanche, le meunier, la rosse, le vairon, le brochet.

Le lac de Paladru est entouré de bois magnifiques, de jolis hameaux et de belles prairies qui forment un encadrement ravissant.

A l'extrémité méridionale du lac se trouve le bourg de Charavines, à l'autre extrémité, la commune de Paladru. On peut faire une charmante promenade à mi-coteau, en allant d'un village à l'autre, par les hameaux du David, des Bernardins, du Verney et de la Véronnière.

Près du lac sont les ruines de la chartreuse de Sylve-Bénite, au voisinage du hameau de Chassigneux. On croit qu'elle a été bâtie en 1116.

Une légende suppose que près du couvent existait une ville nommée Ars, sur laquelle les Chartreux voulurent exercer la suzeraineté. Les habitants, après avoir vainement protesté auprès de l'évêque de Vienne et du comte de Savoie, prirent les armes et ravagèrent les terres des Chartreux. Le pape Alexandre III excommunia les habitants d'Ars. L'empereur Frédéric Barberousse saccagea cette ville. Quelques années après, un tremblement de terre engloutit cette cité dans le lac. La légende ajoute qu'on a trouvé dans le lac divers objets qui attestent l'existence de la ville d'Ars et que, les jours de grandes fêtes, on entend encore le son des cloches des églises de la cité engloutie. M. Macé pense que ce qui a pu donner lieu à cette dernière croyance, c'est la réflexion à la surface liquide des ondes sonores que produisent les cloches des villages situés autour du lac.

Il ne reste plus de la chartreuse que quelques pans de murailles et quelques voûtes en ruine. Mais on peut voir, à droite de la porte d'entrée, des bâtiments construits ultérieurement. Ils se composent d'un cloître autour duquel étaient placées les cellules. Dans l'habitation du prieur on voit de beaux escaliers, une chambre ornée de peintures et une petite chapelle.

Si l'on remonte les coteaux qui dominent les ruines on jouit d'une belle vue sur le lac. On aperçoit au nord-est le Jura et le mont Blanc; à l'est, par-dessus les collines de Bilieu, le massif de la Grande-Chartreuse, la Grande-Sure; au sud, Taillefer, les pics du Vercors et du Royannais.

Les voyageurs retourneront à Charavines par le hameau de Pagetière, puis ils auront à choisir entre deux directions : la première les conduit au hameau de Clermont, à Chirens et à Voiron; le second itinéraire consiste à suivre les bords charmants de la Fure jusqu'à Rives.

CHAPITRE XVI.

GÉOLOGIE DES MONTAGNES DAUPHINOISES.

Le résumé géologique qu'on va lire est extrait des travaux publiés par MM. Gueymard, Scipion Gras, Lory, Dausse, Elie de Beaumont, dans le *Bulletin de la Société de Statistique de l'Isère*, dans les *Annales des Mines* et dans les *Mémoires de la Société géologique de France*. Nous avons surtout mis à profit l'excellent livre de M. Lory sur la géologie du Dauphiné.

D'après M. Lory, la partie montagneuse du Dauphiné se divise en plusieurs régions distinctes :

1° Région des chaînes secondaires, séparée des Alpes par la vallée de l'Isère depuis

Albertville jusqu'à Grenoble, par le cours du Drac en remontant jusqu'à Saint-Bonnet; enfin, par une ligne passant par Saint-Bonnet, Gap, et Tallard. Elle comprend les montagnes de la Chartreuse, de Lans, du Vercors, du Royans, du Diois, du Trièves, du Dévoluy, toutes les montagnes du département de la Drôme et toute la partie des Hautes-Alpes située à l'ouest de Gap. Elle est formée de roches calcaires appartenant aux terrains jurassiques, surtout à l'étage oxfordien, au néocomien et aux terrains crétacés, recouverts dans quelques parties par les terrains tertiaires et principalement par la mollasse.

2° Région des chaînes centrales ou des Alpes granitiques.

Cette région comprend toutes les montagnes de la rive gauche de l'Isère au-dessus de Grenoble, toute la partie du département de l'Isère située sur la rive droite du Drac (la Mure, Oisans); et, dans les Hautes-Alpes, le Valgaudemar, le Haut-Champsaur, le haut de la Vallouise, le Villard-d'Arène et la Grave.

Ces montagnes forment trois massifs principaux : chaîne de Belledonne, des Grandes-Rousses, du Pelvoux.

Les rochers qui les composent renferment du granite et surtout de la protogine, des gneiss, des micaschistes, des schistes talqueux. Sur les flancs de ces roches se trouvent des schistes argilo-calcaires noirs, prenant souvent la structure d'ardoises et qui appartiennent au terrain du lias. Entre le lias et les terrains cristallisés apparaissent les grès à anthracite, tels que ceux de la Mure, du Valbonnais, d'Aspres-les-Corps, de Laffrey, de Prémol, du Clos-Chevalier, de Belledonne, de Revel et de l'Oisans.

3° Région des chaînes intérieures; Briançonnais et bassin de la Durance jusqu'à Mont-Dauphin ; Maurienne, Tarentaise : Grès contenant des gîtes d'anthracite et de quartzite; calcaires compactes, souvent magnésiens.

4° Région des montagnes de grès de l'Embrunais.

Filons métallifères.

Les filons métallifères sont nombreux et importants. Au premier rang il faut placer les filons de fer spathique du pays d'Allevard. Exploitations de la Genivelle, de la Croix-Reculet, de la Taillat, de la Chevrette. On retrouve ces filons sur le flanc occidental de la chaîne, au-dessus de Vaulnaveys et de Vizille, au sein des schistes talqueux.

On trouve près de Vizille (Montjean, Mézage) quelques filons de galène; près de Séchilienne, de la blende, de la galène, du cuivre gris argentifère. Au sud de Laffrey, le filon de la Fayolle renferme de la blende, de la galène et du fer spathique. A une heure et demie au-dessus de Valbonnais se trouve un gîte de sulfo-antimoniure de nickel.

Les mines des Chalanches, près d'Allemont, renferment de l'argent natif, de l'arséniure de cobalt, de l'arséniure de nickel. Les crevasses nombreuses qui se sont produites dans la montagne des Chalanches amènent beaucoup d'interruptions dans les filons métallifères. La richesse en argent est extrêmement variable; elle s'élève quelquefois à quarante pour cent, et à quelques mètres de là on n'en trouve plus que des traces.

Le gîte aurifère de la Gardette, à six kilomètres au sud de Bourg-d'Oisans, est un filon de quartz encaissé dans le gneiss et contenant de l'or natif. On a cessé de l'exploiter.

La chaîne des Rousses renferme des filons métallifères depuis longtemps abandonnés. (Mines de Brandes, du lac Blanc, de l'Herpie.)

Ce sont des filons de baryte sulfatée encaissée dans les gneiss et contenant de la galène et du cuivre gris argentifère. Près du col de Couard, au-dessus de Vaujany, existe la mine d'or de la Demoiselle. C'est un cuivre pyriteux aurifère. Dans le même vallon se trouve le filon de la Cochette : il contient du cuivre pyriteux et du cuivre gris argentifère.

Dans les environs de la Grave on trouve :

Les filons de cuivre pyriteux à gangue quartzeuse de Rif-Tors.

Les filons de galène, blende, cuivre pyriteux de Pont-Long.

La galène argentifère du Grand-Clos, la plus importante des mines de plomb du Dauphiné. Ce filon est placé dans le gneiss.

M. Gueymard a trouvé des traces de platine dans un grand nombre de filons, notamment dans les cuivres gris, les bournonites, les pyrites de fer et le fer spathique. Il a même trouvé ce métal dans des roches stratifiées diverses et jusque dans les alluvions et dans les sables des rivières et principalement dans ceux du Drac.

Chaîne de Belledonne.

La chaîne de Belledonne comprend le Grand-Charnier (2,560 m.), le pic du Frêne (2,808 m.), les montagnes de Haut-Pont, de Gleyzin, la montagne des Sept-Laux, dont le point culminant est le roc de Pindé (2,920 mètres); le Col de la Coche (1,915 mètres), qui fait communiquer la vallée de l'Isère avec celle de l'Olle; le pic de Belledonne (2,982 m.), la Grande-Lance de Domène (2,813 m.), la Grande-Lance d'Allemont (2,844 m.), la crête de Vaudaine, Chanrousse (2,253 m.).

La chaîne se prolonge au nord, au-delà de la vallée d'Arc, dans la direction de l'Isère, jusqu'à Albertville. La sommité principale entre Aiguebelle et Moutiers est le mont Bellachat (2,480 m.). Au-delà elle s'abaisse au-dessous de Saint-Maxime-de-Beaufort, puis se relève pour constituer, d'un côté, le massif du Brévent et des Aiguilles-Rouges, de l'autre côté, la masse du mont Blanc. La vallée de Chamounix est une dépression entre ces deux branches d'origine.

Parallèlement à la ligne de soulèvement qui s'étend du Grand-Charnier aux Sept-Laux, règne un autre chaînon dont le point culminant est le Merdaret (1,842 m.). Entre ces deux lignes s'étend la vallée supérieure du Bréda jusqu'à Allevard. Les deux flancs de ces chaînons sont recouverts en partie par les grès d'Allevard et les calcaires schisteux du lias.

Le Merdaret est formé par des schistes talqueux. Les montagnes du Charnier, du Gleyzin et des Sept-Laux présentent aussi des schistes de même nature, mais rompus à leur centre par le soulèvement des gneiss et des protogines qui constituent les hauts sommets de ce chaînon.

Dans la chaîne de Belledonne se trouve intercalée une bande de grès.

D'après M. Fournet, les grès d'Allevard présentent une grande ressemblance avec les grès bigarrés et doivent être rapportés au terrain du trias. Au-dessus d'eux vient le terrain des calcaires noirs feuilletés du lias, formant les parois de la gorge d'Allevard. La partie inférieure du lias présente aussi un amas de calcaire magnésien, de gypse et d'anhydrite de chaque côté de la gorge.

Cette bande de grès qu'on remarque au lieu dit Bout-du-Monde se retrouve, au nord, à la Taillat et à la Croix-Reculet; au sud, sur les sommets de la chaîne qui sépare Theys de la Ferrière. Sur la rive droite du torrent de Vaugelas on la voit s'enfoncer sous les schistes argilo-calcaires et les calcaires magnésiens au milieu desquels existe une couche de gypse blanc. A l'est du bourg de la Ferrière les grès reposent immédiatement sur les schistes talqueux et renferment aussi du gypse.

A l'est d'Allevard les grès sont renfermés dans un repli des terrains cristallisés, entre les Envers et le lac du Collet, et alternent avec des couches de cargneules.

Depuis le col de la Coche jusqu'à la gorge de la Romanche, les roches sont formées de gneiss en couches verticales et sur les deux flancs reposent les schistes talqueux ou micacés, les grès à anthracite et le lias.

Dans les parties culminantes les gneiss sont amphiboliques, comme, par exemple, au pic de Belledonne. Entre ce dernier et la Grande-Lance de Domène on remarque un petit lambeau de grès à anthracite.

Au sud-ouest du pic de Belledonne la chaîne principale se dédouble. Le vallon de la Pra, où s'écoulent les eaux du lac Domeinon, celui qui s'étend du lac Robert aux Oursières, le vallon de l'Arselle, le col de Prémol jusqu'à Séchilienne, indiquent la direction de la faille (S. S. O.). Le bord supérieur (gneiss amphiboliques) est marqué par la crête de Vaudaine, suite de la chaîne principale ; le bord inférieur par la montagne de Colon (2,393 m.), par les crêtes à l'ouest du lac Robert (2,234 m.), par le sommet de Chanrousse (2,254 m.), par l'aiguille de Prémol et la montagne de Montjean entre Vizille et Séchilienne. Ces divers sommets sont constitués par des schistes talqueux ou micacés, et des gneiss non amphiboliques.

Le sommet de Chanrousse présente à son point culminant un lambeau de calcaire magnésien du lias emporté à cette hauteur par le soulèvement. Entre Prémol et Séchilienne existent des lambeaux de grès à anthracite. On voit aussi apparaître dans cette grande faille des serpentines qui occupent le fond du lac Robert et sont mêlées de lamelles de diallage, de chlorite, de stéatite avec grenats.

Au sud du lac Robert est une euphotide formée de felsdpath d'un blanc verdâtre et de lames de diallage.

La chaîne de Belledonne se continue au midi de la gorge de la Romanche par les sommets du Grand-Galbert, de Taillefer, de Larmet, de Quaro, et finit en s'abaissant brusquement à Valbonnais.

La base des montagnes de Taillefer et du Grand-Galbert est formée de gneiss amphiboliques; mais dans les hauteurs apparaissent des gneiss micacés recouverts par des schistes talqueux verdâtres. Comme à Chanrousse, on peut observer près du sommet de Taillefer, sur la crête de Brouffier, un lambeau de calcaire magnésien du lias.

Les schistes talqueux du chaînon de Prémol se continuent, au-delà de Vizille, entre

Saint-Barthélemy et Laffrey, à Falcon, à Mésage, au lac Mort et à la Fayolle. Ils servent de base aux grès à anthracite du canton de la Mure.

La faille qui sépare ces schistes talqueux d'avec la chaîne de Taillefer commence à Saint-Barthélemy et remonte jusqu'à l'ouest du Désert de la Morte. Le bord occidental de la fracture présente des schistes talqueux recouverts par les grès à anthracite et par les calcaires du lias; le bord oriental offre un escarpement de gneiss amphiboliques au-dessus desquels est le plateau de la Morte. Au fond de la faille est un filon de serpentine passant à la stéatite.

La montagne calcaire de Serre est bordée, à l'est, par des diorites et des serpentines entre lesquelles se trouve une zone d'euphotide. En outre, le lias est traversé par des filons de spilite. De Moulin-Vieux jusqu'à la Roche, près de la Valette, sont aussi des diorites passant au diallage, puis à l'euphotide.

Les spilites s'observent surtout dans le voisinage des serpentines, notamment dans le ravin du Grand-Riou et au col de l'Oullière, entre Lavaldens et Villard-Saint-Christophe.

Chaîne des Rousses.

Le massif des Rousses s'étend depuis les sources de l'Eau-d'Olle, en Maurienne, jusqu'à la gorge de la Romanche. Il commence à l'est de Saint-Sorlin-d'Arves par un dôme de gneiss sur le flanc occidental duquel se redressent les schistes calcaires des prairies de l'Olle. Le lias forme l'arête de Côte-Belle, sur la rive droite du Flumet. Sur les bords du torrent, les assises inférieures sont composées de calcaires magnésiens, renfermant, à trois kilomètres en amont de Vaujany, du gypse, de l'anhydrite et des calcaires blancs.

Du col de Couard à la gorge de Sarène les terrains cristallisés forment trois gradins :

1° Les Grandes-Rousses, dont la cime la plus élevée, l'Etendard, a 3,629 mètres de hauteur.

2° Les Petites-Rousses, offrant une couleur ocreuse.

3° Le plateau d'Huez et de Villard-Reculas, où l'on voit les terrains cristallisés s'enfoncer sous les schistes argilo-calcaires du lias.

Sur le versant oriental les gneiss sont recouverts par les calcaires du lias de Mizoën et de Clavans. Ces deux couches ne sont pas séparées par des bancs de calcaires magnésiens compactes, comme cela arrive sur le versant occidental.

Des lambeaux de grès à anthracite se montrent dans la chaîne des Rousses, intercalés entre les terrains cristallisés, et semblent être le prolongement des grès qu'on trouve dans la gorge de la Romanche.

Les roches cristallisées de Belledonne inclinent vers l'ouest, celles des Rousses vers l'est, et forment ainsi les deux parois opposées d'une vallée de soulèvement dont l'axe, dirigé du nord au sud, part des Sept-Laux et aboutit au lac Lovitel, en remontant la gorge du Vénéon.

Le granite apparaît sur la pente qui descend des Sept-Laux vers la vallée d'Olle; plus loin, au bas du premier gradin des Rousses, sur la rive gauche du Flumet, en amont de Vaujany; ensuite, au milieu des gneiss, près du pont Saint-Guillerme, et en face, au-dessous de la mine de la Gardette. Enfin, le lac Lovitel est entouré d'un amphithéâtre de roches gneissiques au sein desquelles se montre un granite à mica noir, brillant et mêlé de cristaux de sphène.

La vallée de Bourg-d'Oisans résulte d'une cassure postérieure au redressement des couches du lias et peut être considérée comme le prolongement de la gorge du Vénéon.

A l'est de Venosc est la bande anthraciteuse de Ferrarey.

Le col de la Muselle, rempli par les schistes du lias, sépare le massif de terrains cristallisés dont nous venons de parler d'avec le Pelvoux.

Cette bande de calcaire se prolonge par le col et la combe de la Laisse jusqu'au Désert.

Le Valjouffrey, le Valsenestre et le Valbonnais, constituant la vallée de la Bonne, sont formés de gneiss et de schistes micacés entremêlés de lambeaux de grès à anthracite (Entraigues, la Chapelle) et recouverts par le lias schisteux (gargasse). Entre Villard et Gragnolet on rencontre des gypses, des calcaires magnésiens, des cargneules et des spilites.

Dans le Valsenestre on a trouvé, au milieu des schistes cristallins, une couche de marbre blanc statuaire et de marbre cipolin.

Dans le Valgaudemar on observe des gneiss et des schistes amphiboliques dans lesquels sont des couches de marbre, des filons de cuivre argentifère (Roux), de pyrite cuivreuse et de galène (Andrieux, Pendillon). A l'est du vallon de Navette est un vaste lambeau de calcaire du lias traversé par des filons de spilite.

Groupe du Pelvoux.

Le massif du Pelvoux est limité, au nord, par la combe de Malaval, le col du Lautaret et la vallée supérieure de la Guisanne jusqu'au Monestier; à l'est, par le col de l'Echauda et la Vallouise; au sud, par le vallon d'Entraigues, le col de Celard, le Valgaudemar jusqu'à Villard-Loubières; à l'ouest, par la zone du lias qui s'étend du Valgaudemar à la Romanche par le col de Vorze, le Désert, le col de la Muselle, Venosc et le mont de Lans.

Ce massif offre deux échancrures :

1° Le vallon de l'Alp, d'où descend la Romanche, et celui de l'Ale-Froide, d'où naît la Gironde ou rivière de Vallouise. Les parois de ces vallons sont formées de gneiss.

2° Le bassin du Vénéon.

Ce dernier présente une série de gneiss jusqu'au-delà de Saint-Christophe, correspondant à celle de la combe de Malaval. A partir de Chaufran, le gneiss passe à la protogine. Le hameau de la Bérarde (1,700 m.) est le centre d'un système de fractures divergentes qui s'étendent à travers la masse du granite et forment une espèce de cirque ouvert du côté de la gorge du Vénéon.

D'après M. Elie de Beaumont, le sol de cette contrée était formé par une grande masse de gneiss, laquelle, distendue par le soulèvement, s'est déchirée. A travers les cassures est sorti le granite qui constitue les cimes du Pelvoux et de l'Aiguille du Midi. Les couches de gneiss apparaissent redressées, à l'ouest, dans la gorge du Vénéon; à l'est, dans les vallées du Monestier et de Vallouise.

Le soulèvement a produit des failles qui ont eu pour résultat de placer sur le même niveau et quelquefois à un niveau supérieur les roches granitiques et les terrains stratifiés. C'est ainsi que vers la cascade des Fraux, au-dessous de la Grave, on voit le lias reposer sur les tranches du gneiss. Au pied de l'Aiguille du Midi les schistes du lias s'enfoncent sous le granite. Cette superposition du granite aux calcaires liasiques a été observée par M. Elie de Beaumont dans l'étendue de plus de deux kilomètres, depuis les glaciers de la Grave jusqu'au nord-est de Villard-d'Arène.

Grès à anthracite.

Les grès à anthracite du Dauphiné reposent immédiatement sur les terrains cristallisés, ils montrent des empreintes de plantes fossiles, telles que fougères et prêles.

Ceux de la Mure occupent une étendue de vingt-un kilomètres carrés. Les exploitations les plus importantes sont celles du Pey-Chagnard et de la Motte-d'Aveillans.

De petits lambeaux apparaissent :

1° Dans le Valbonnais, près du hameau de Villard;

2° A Aspres-les-Corps;

3° A Petit-Chet, près du grand lac de Laffrey;

4° Entre Prémol et Séchilienne, au Clos-

Chevalier, au-dessus des Chalanches, près de la crête de Belledonne et entre Revel et Sainte-Agnès;

5° Les grès anthraciteux de Ferrarey se prolongent par Bons, s'élèvent, à l'est d'Auris, au hameau du Gua, à Huez et disparaissent sous les glaciers des Grandes-Rousses.

Terrain du lias.

Ce terrain entoure de toutes parts les massifs de terrains cristallisés. Il forme les collines de la rive gauche de l'Isère entre Montmélian et Grenoble, les collines d'Allevard, de Theys, d'Uriage, d'Herbeys, d'Eybens, etc., les pâturages du Lautaret, des prés de Paris, du mont de Lans, d'Huez, du Valjouffrey, du Beaumont, du Valgaudemar.

A la base du lias on trouve, sur les gneiss et les schistes talqueux, des calcaires dolomitiques quelquefois transformés en cargneules.

Les fossiles sont peu abondants. Cependant on trouve des bélemnites, des gryphées arquées et des ammonites.

Les schistes argilo-calcaires du lias sont

exploités comme ardoises dans les communes de l'Oisans, à la Grave et à Villard-d'Arène, à Valbonnais, à Valjouffrey, à la Salette, à Navette.

Les couches de structure feuilletée fournissent des pierres plates connues sous le nom de *lauzes*.

Certains calcaires compactes, peu argileux et très-magnésiens, des assises inférieures, peuvent être polis. Ceux de Laffrey fournissent les meilleures pierres de taille.

Le terrain du lias renferme des amas considérables de gypse au centre desquels on trouve souvent de l'anhydrite. Au-dessus et au-dessous de ces gypses sont des couches de calcaires dolomitiques.

Les principaux gisements de gypse sont ceux de Champ, de Saint-Firmin, de la Touche, de Montchaboud, de Notre-Dame-de-Mésage, près de Vizille; d'Allevard, de la Ferrière, de Vaugelas, de Cognet, près de la Mure; de la Morte dans le ravin du Grand-Riou, de Valbonnais, de Gragnolet, près d'Entraigues.

Chaînes secondaires.

Les massifs montagneux situés sur la rive droite de l'Isère et du Drac se rattachent au Jura par la montagne de l'Epine, le mont du Chat, le Colombier, le Credo, et les Beauges, et se prolongent au midi par les montagnes de Saint-Nizier, la Moucherolle, le Grand-Vehmont, le mont Aiguille, la Croix-Haute, l'Aurouse et l'Obiou.

La première assise bien caractérisée qu'on rencontre dans ces terrains est celle des schistes à posidonies de l'étage oxfordien. On les trouve, sur la rive droite de l'Isère, à Barraux, à Meylan, à Montfleury; sur la rive gauche du Drac ou de la Gresse, à la Fontaine-Ardente, au Monestier, sur le plateau du Trièves, près de Saint-Julien et de Chabotte.

Au-dessus des schistes à posidonies on trouve une grande assise marneuse, puis une assise calcaire, celle des calcaires de la Porte de France, qui se montre à découvert sur toute la rive droite de l'Isère et sur les plateaux de la rive gauche du Drac.

L'étage corallien, si développé dans le Jura, dans le Bugey et dans les Beauges, ne se montre, dans le Dauphiné, qu'aux balmes de Voreppe et à l'Echaillon.

On y a trouvé des dicérates, des peignes, des limes, des huîtres, des térébratules, des cidaris, divers oursins et des polypiers.

La base du promontoire de l'Echaillon est formé par des couches de calcaires magnésiens. Les couches fossilifères sont exemptes de magnésie, les bancs de calcaire blanc en contiennent des traces; au-dessous sont des bancs d'un blanc grisâtre qui renferment vingt pour cent de carbonate de magnésie, puis on arrive aux couches grises très-magnésiennes, et enfin aux dolomies, où l'on ne trouve point de fossiles.

A Aizy l'étage corallien est réduit à une couche très-mince. Au-dessus se trouve un banc de calcaires, puis une assise de dolomie.

Le terrain néocomien prend un grand développement dans le Dauphiné.

L'étage inférieur se compose de marnes qu'on voit à Saint-Pancrace, Saint-Hilaire, Saint-Bernard, Saint-Martin-le-Vinoux, Sarcenas, Sapey, Saint-Pierre-de-Chartreuse, Entremont, prairies de Currière, d'Orcière, de Chalais. Puis vient le néocomien inférieur. Le type de cette couche est offert par les pierres du Fontanil. Au-dessus du néocomien inférieur on rencontre des marnes grises, des calcaires chlorités et la zone du *toxaster complanatus*.

L'étage néocomien supérieur est formé de roches compactes. On y voit des caprotines. Sur quelques points ce calcaire est pétri de polypiers; cela s'observe notamment sur la route des Grands-Goulets. Au-dessous existent des bancs de calcaire magnésien et de dolomie cristalline.

Le gault est surtout développé autour de Villard-de-Lans et de Rencurel.

L'étage du gault est représenté par deux assises principales :

1° Lumachelles du gault formées d'un calcaire jaunâtre, pétries d'entroques, de piquants d'oursins, de polypiers, de térébratules.

2° Assise supérieure du gault, composée de grès argilo-calcaires contenant des moules de fossiles roulés et usés.

Une couche de gault, épaisse de quelques décimètres seulement, se retrouve à Fontaine, à Saint-Egrève, à la Ruchère, à Saint-Pierre-d'Entremont, à Entremont-le-Vieux, sur le Charmant-Som, le Haut du Seuil et l'Alpette.

Au-dessus du gault se trouve la craie, dont on rencontre des lambeaux peu étendus :

1° Au pré de l'Alpette, dans la gorge de Valfroide, au pré de Marcieu, aux pâturages du Haut du Seuil, au col de Bellefonds, à la source du Guiers-Mort ;

2° Dans le vallon de Corbet, dans celui de la Ruchère, dans les forêts de la Grande-Chartreuse, près de la grange d'Arpizon, de la combe des Molières, des granges de Corde et de l'Essart-Rocher ;

3° Dans la vallée d'Entremont-le-Vieux, entre Epernay et Saint-Pierre, d'Entremont à Bovinant et jusque sous la crête du Grand-Som ;

4° Sur la montagne de Charmant-Som, la craie descend jusqu'au hameau des Cottaves et au col de Porte.

Le terrain tertiaire inférieur, ou nummulitique, manque dans le département de l'Isère.

Le terrain tertiaire moyen est représenté par la mollasse marine. Une première bande (sables et graviers) comprend la vallée de Saint-Laurent-du-Pont, Raz, Voreppe, Montaud, la vallée de Rencurel et de Saint-Julien-en-Vercors; la seconde comprend Corbet, les Mollières, la Charmette, Proveysieux, Saint-Egrève, Sassenage, Saint-Nizier et Lans. Cette dernière est à l'état de poudingue ou nagelflue.

On trouve des blocs erratiques venant des Alpes centrales sur le sommet du mont Rachais, au Sapey, dans la gorge de Manival, à Entremont, à Saint-Pierre-de-Chartreuse et à Saint-Nizier..

Des dépôts erratiques s'observent à Fontanil, à Noyarey, à Voreppe.

Les hautes chaînes néocomiennes présentent aussi des phénomènes erratiques à Villard-de-Lans, à Saint-Aignan-en-Vercors, aux Côtes de Sassenage et à Saint-Pierre-d'Entremont.

CHAPITRE XVII.

—

FLORE DES MONTAGNES DAUPHINOISES.

—

Nous donnons dans ce chapitre un catalogue des principales plantes des montagnes dauphinoises. Pour plus de détails on devra consulter les ouvrages de Villars, de Mutel, et le *Guide du Botaniste à la Grande-Chartreuse*, par M. l'abbé Cariot.

La lettre A désigne les montagnes d'Autrans et de Villard-de-Lans;
— B Belledonne, le Grand-Charnier, les Sept-Laux, Taillefer;
— G Grande-Chartreuse;
— L Lautaret et le Galibier;
— M Mont de Lans, Brandes, Huez, Oz;
— S Sénèpe, Conesse, Monteynard;
— V Vallée du Vénéon, Saint-Christophe, la Bérarde.

Les plantes non précédées d'une lettre se trouvent dans toutes les localités indiquées.

Nous avons omis dans la liste suivante un grand nombre de plantes qui, bien que se trouvant dans les montagnes, n'appartiennent pas exclusivement à la flore alpine et se rencontrent également dans les plaines.

Nous croyons que la constitution géologique du sol n'a pas une aussi grande importance, au point de vue de la géographie-botanique, qu'on l'a supposé. On remarquera, par exemple, que les mêmes plantes croissent également sur les hauts sommets calcaires et sur les montagnes granitiques situées à la même hauteur. Les conditions qui déterminent les gisements végétaux sont: 1° l'altitude, 2° les propriétés physiques du sol résultant de l'exposition, du degré d'humidité ou de sécheresse, de la consistance des terrains (terre végétale, rochers), etc. De telle sorte que, dans notre climat, pour une altitude déterminée, il y aurait une flore des prairies, des marais, des bois, des rochers, etc., quelle que soit la composition des terrains. Nous admettons cependant que la constitution géologique du sol peut exercer une influence sur les conditions physiques précédemment indiquées et, à ce titre, mérite d'être prise en considération.

FLORE.

A Acer monspessulanum.
A — opulifolium.
B M Achillea nana.
G B — macrophylla.
A G Aconitum anthora.
A G — lycoctonum.
G — paniculatum.
— napellus.
G Actæa spicata.
A G B S Adenostyles alpina.
B L V — leucophylla.
B S — albifrons.
B L Agrostis alpina.
B L — rupestris.
A — Schleicheri.
A G B S Alchemilla alpina.
B S G — hybrida.
B L V — pentaphylla.
V M — pyrenaica.
A Alyssum montanum.
L Allium alpestre.
G — sphœrocephalum.
L G — victoriale.
G — fallax.
A — ursinum.
A Amelanchier vulgaris.
V L M Androsace imbricata.
L — carnea.
A G — villosa.
M L — obtusifolia.
L — septentrionalis.
B — alpina.
Anemone alpina.
M — baldensis.
A — narcissiflora.
B S — sulfurea.
B S M — vernalis.
G — ranunculoides.
G Angelica montana.
S Anthriscus vulgaris.
G — sylvestris.
A G Anthyllis alpina.
A G — vulneraria.
B L Aquilegia alpina.
G S — vulgaris.
G A B Arabis alpina.
B L M — bellidifolia.
G — saxatilis.
G — brassicæformis.
G A — ciliata.
L — cœrulea.
A G — hirsuta.

A G	Arabis muralis.
A G	— serpyllifolia.
A G	— stricta.
S	— turrita.
A	Arbutus uva ursi.
G	— alpina.
B G	Arenaria verna.
V	— rubra.
B	— apetala.
V B	— biflora.
B	— polygonoides.
G	— laricifolia.
G	— striata.
G	— trinervia.
G	— ciliata.
	Arnica montana.
G	— bellidiastrum.
	— scorpioides.
L	Artemisia glacialis.
L	— chamæmelifolia.
B L	— Mutellina.
L	— nana.
A	— camphorata.
L	— tanacetifolia.
L	— spicata.
B	— Villarsii.
G	Asarum europœum.
B	Asclepias syriaca.
A	Asparagus tenuifolius.
G	Asperula rupicola
B	Asplenium septentrion.
G	— viride.
G	— Halleri.
A G	Asphodelus albus.
G	Aspidium oreopteris.
G	— dilatatum.
G	— rigidum.
G	— fragile.
G	— aculeatum.
B S G	Aster alpinus.
B G S	Astrantia major.
B G V	— minor.
A	Astragalus purpureus.
L	— depressus.
G	— monspessulanus.
A B	Atragene alpina.
G	Athamantha cretensis.
G	— libanotis.
A G S	Avena montana.
A	— setacea.
B	— versicolor.
B	Azalea procumbens.
A G	Bartsia alpina.
G	Barbaræa vulgaris.
B G L	Betonica hirsuta.
G	— alopecuros.
G	Blitum bonus-Henricus.
A B G S	Botrychium lunaria.
V	Brassica Richeri.
L	Bunias bulbocastanum.
G	Buphtalmum salicifol.
B L V	Buplevrum stellatum.
A M G S	— ranunculoides.
A G	— falcatum.
G	— longifolium.
S G	Calamintha acinos.

B G S Calamintha grandiflora.
A G S — alpina.
G A — nepetoides.
A G Caltha palustris.
B M L G Campanula barbata.
G — cœspitosa.
L — cenisia.
A G — latifolia.
B G — linifolia.
B G S — rhomboidalis.
L S — spicata.
A G — thyrsoides.
G — pusilla.
G — rotundifolia.
L B Cardamine alpina.
B — bellidifolia.
G — impatiens.
B G — thalictroides.
B — sylvatica.
B L — resedifolia.
A L G Carduus defloratus.
L — aurosicus.
G — personata.
L V Carex capillaris.
M — bicolor.
L M — carvula.
M — nigra.
B — atrata.
B — frigida.
G — fulva.
G — montana.
G — tenuis.
G — vulpina.
A L — rupestris.
B G Carex sempervirens.
G — muricata.
L — Scopolii.
L V — capillaris.
A — mucronata.
G Carlina chamæleon.
G Catananche cœrulea.
A Caucalis grandiflora.
A S G Centaurea montana.
V — axillaris.
V — Ferdinandi.
L — uniflora.
S G — phrygia.
G — crupina.
A Centranthus ruber.
A G — angustifolius.
B Cerastium alpinum.
B G — strictum.
L M — latifolium.
G — glomeratum.
A Cerinthe glabra.
A — maculata.
B M Cherleria sedoides.
A S Chlora perfoliata.
A — acuminata.
L G Chœrophyllum Villarsii.
G — alpestre.
G — aureum.
L G B Chrysanthemum alpinum
G — corymbosum.
G — parthenium.
A Cineraria campestris.
A B G Circœa alpina.
G Clypeola jonthlaspi.

A	Convallaria latifolia.
A	— multiflora.
A	— verticillata.
A G	Corallorhiza Halleri.
A	— innata.
G	Corydalis fabacea.
G	Cotoneaster vulgaris.
L	Crepis grandiflora.
G	— blattarioides.
G	— montana.
L M	— pygmæa.
	Crocus vernus.
A G	Cypripedium calceolus.
G	Cystopteris alpina.
G	— montana.
A G	Cytisus laburnum.
A	— argenteus.
A	— sessilifolius.
L	Daphne striata.
	— mezereum.
G	— Verlotianum.
G	— cneorum.
A G	Dentaria digitata.
A G	— pinnata.
A	— heptaphyllos.
A G	Dianthus cæsius.
A G	— Carthusianorum.
L G	— neglectus.
A	— gratianopolitanus.
A S	— octopetalus.
G	— monspessulanus.
G	— barbatus.
G	— deltoides.
G S A	Dianthus sylvestris.
A	— prolifer.
	Digitalis media.
A G L	— grandiflora.
A G L	— parviflora.
A G L	— lutea.
A G B	Doronicum grandiflorum
A	Dorycnium herbaceum.
A G M	Draba aizoides.
L	— incarna.
L B	— nivalis.
M	— hirta.
L	Dracocephalum Ruyschianum.
A S	Dryas octopetala.
A B	Empetrum nigrum.
A G B	Epilobium alpinum.
B	— origanifolium.
G	— angustifolium.
G V	— Fleischeri.
G	— trigonum.
G	— rosmarinifolium.
G	Epipogium Gmelini.
A	Epipactis rubra.
G B	— nidus-avis.
G A	— cordata.
G	— lancifolia.
G	— latifolia.
G	— ovata.
G	Equisetum ramosum.
A G	Erinus alpinus.
G	Eriophorum augustifol.
G	— latifolium.

L G Erigeron uniflorum.
L V — Villarsii.
G — alpinum.
A Erophila majuscula.
A G Erysimum ochroleucum.
L — virgatum.
A G Euphrasia lanceolata.
G — salisburgensis.
G — minima.
G — lanceolata.

G A Festuca sylvatica.
B G M — duriuscula.
G — tenuifolia.
G A B — pumila.
G L B — spadicea.
A Fumaria Spachii.
L — Vaillantii.

G L Gagea fistulosa.
B L — lutea.
A Galeopsis Verloti.
A G Galium rotundifolium.
A G — myrianthum.
G — argenteum.
G — anisophyllon.
G — elatum.
G — erectum.
G — sylvaticum.
G — boreale.
B Gaya simplex.
A Genista germanica.
G — pilosa.
G — sagittalis.
Gentiana acaulis.
Gentiana bavarica.
L — Burseri.
— lutea.
B G — punctata.
B — alpina.
L M — glacialis.
B G — campestris.
G M — nivalis.
B — purpurea.
A G S — verna.
V — brachyphylla.
G — germanica.
G — Frœlichii.
G — pumila.
G — ciliata.
G — obtusifolia.
L Geranium aconitifolium.
G — phœum.
Geum montanum.
A G — rivale.
— reptans.
G Globularia nudicaulis.
G — cordifolia.
B Gnaphalium alpinum.
L V — carpathicum.
— dioicum.
G — norwegicum.
B — supinum.
A G Goodyera repens.
B Gregoria vitaliana.

S Helianthemum vulgare.
G — alpestre.
A — fumana.

A	Helianthemum polyfol.
G	Heracleum alpinum.
A G	Hesperis matronalis.
	Hieracium alpinum.
B L V	— albidum.
L	— angustifolium.
A G	— andryaloides.
G	— auricula.
G	— amplexicaule.
G L S	— cymosum.
G L M	— glanduliferum.
L	— lanatum.
V	— piloseloides.
L G	— spicatum.
L	— Schrœderi.
G	— Kochianum.
A G	— Jacquini.
L	— umbellatum.
G	— pseudo-cerinthe.
A	Hyosciamus niger.
B	Hypericum Richeri.
G	— nummularium.
G	— quadrangulum.
G	— tetrapterum.
G	— fimbriatum.
G	— androsœmum.
G	— montanum.
L B	Hypochœris uniflora.
B G	Impatiens noli tangere.
G	Imperatoria ostruthium.
G	Jasione montana.
L B	Juncus alpinus.

G	Juncus tenageia.
G	Kœleria cristata.
A	Lactuca flavida.
A	Lampsana fœtida.
A G	Laserpitium siler.
A	Lathyrus heterophyllus.
A	— latifolius.
A	Leontodon crispum.
G	— pyrenaicum.
G	— autumnale.
G	— montanum.
G	— hispidum.
G	— hastile.
B G	Lepidium alpinum.
A G	Leucoium vernum.
A G	Lilium martagon.
B G	— bulbiferum.
B	— croceum.
A G	Limodorum abortivum.
B V	Linaria alpina.
L	— Bauhini.
G	— cymbalaria.
G	— italica.
A G	Linum catharticum.
A G	— alpinum.
G S	— montanum.
G	— angustifolium.
A	— suffruticosum.
A S	— salsoloides.
B	Lloydia serotina.
B	Loiseleuria procumbens.
B G	Lonicera alpigena.

B G Lonicera cœrulea.
G Lunaria rediviva.
B Luzula parviflora.
— spadicea.
B — lutea.
L Lychnis flos Jovis.
B L M — alpina.
B G Lycopodium alpinum.
— selaginoides.
B — inundatum.

A G Maianthemum bifolium.
A G Melilotus alba.
A Melissa calamintha.
A G Mœhringia muscosa.
B Monotropa hypopitys.
G Mulgedium alpinum.
B — Plumieri.
G Myagrum saxatile.
B V Myosotis nana.
G — alpestris.
G A Myrrhis odorata.

G A Narcissus poeticus.
G — pseudo-Narcissus.

L M Omalocline prunellæfol.
L Ononis cenisia.
B Ophioglossum vulgatum.
Ophrys apifera.
— arachnites.
— grandiflora.
— ensifolia.
— anthropophora.
— monorchis.
Ophrys myoides.
— aranifera.
— muscifera.
Orchis albida.
— bifolia.
— globosa.
— hircina.
— conopsea.
— fusca.
— pyramidalis.
— provincialis.
— nigra.
— odoratissima.
— simia.
— viridis.
— ustulata.
— mascula.
— maculata.
— sambucina.
G Orobanche cruenta.
— laserpitii-sileris.
A G Orobus vernus.
A G — tuberosus.
G A — luteus.
A G — niger.
B Oxyria digyna.
A S Oxytropis montana.

Parnassia palustris.
Paris quadrifolia.
A B S G Pedicularis gyroflexa.
A — fasciculata.
B — verticillata.
— rostrata.

G	Pedicularis palustris.
B S G	— tuberosa.
G S	— foliosa.
G	Petrocallis pyrenaica.
G	Phalangium liliastrum.
G	Phleum alpinum.
G	— Michelii.
	Pinguicula vulgaris.
	— grandiflora.
	— flavescens.
G	Plantago montana.
G	Poa alpina.
G	— cenisia.
G	Polygala calcarea.
A	— chamœbuxus.
G	— austriaca.
G	Polypodium rhœticum.
G	— phegopteris.
G	— dryopteris.
	Polygonum bistorta.
	— viviparum.
	Potentilla aurea.
A G	— caulescens.
	— petiolulata.
	— nitida.
	— nivalis.
	— Verloti.
	— frigida.
L	— rupestris.
G	— delphinensis.
G	— alpestris.
	— tormentilla.
B	Prenanthes purpurea.
B	Pteris crispa.

A	Pyrola secunda.
A	— rosea.
G A	— minor.
A	— chlorantha.
A G	— rotundifolia.
A	— uniflora.
A	— media.
B A G S	Ranunculus aconitifolius
A	— montanus.
G	— auricomus.
A	— aduncus.
B V	— glacialis.
	— nemorosus.
G	— Seguieri.
G	— platanifolius.
G	— Villarsii.
G	— alpestris.
A	— spretus.
G	— repens.
G	— lanuginosus.
A	— thora.
G	Rhamnus saxatilis.
A G	— alpina.
G	— pumila.
	— frangula.
	Rhododendron ferrugin.
A	Ribes alpinum.
	Rosa alpina.
A	— ciliatopetala.
G	— rubrifolia.
G	— pimpinellifolia.
A	Rubus tomentosus.
G A	— saxatilis.

A	Rubus vestitus.
A	— Lejeunei.
A	— histrix.
G	— glandulosus.
A	— Menkei.
A	— carpinifolius.
G	Rumex scutatus.
	— alpinus.
S	Sagina procumbens.
B V	Salix herbacea.
L M	— reticulata.
	— retusa.
	— cinerea.
	— caprea.
	— nigricans.
A	Sambucus racemosa.
B	Saussurea discolor.
L M	— depressa.
G S	Saponaria ocymoides.
	Saxifraga aizoon.
B L M	— androsacea.
L M	— biflora.
B	— bryoides.
	— granulata.
	— rotundifolia.
G	— cuneifolia.
G	— oppositifolia.
G	— muscoides.
G	— pubescens.
G S	Scabiosa sylvatica.
	— alpina.
A	Scolopendrium officinal.
A	Scrophularia Erhartii.

A	Scrophularia Hoppii.
A	— tenuifida.
G	Scutellaria alpina.
A	Sedum atratum.
G	— anacampseros.
G	— rhodiola.
M G	Sempervivum tectorum.
G	— montanum.
	Senecio incanus.
	— doronicum.
	— Fuchsii.
	— campestris.
	Serratula tinctoria.
A G	Sesleria cœrulea.
G	Sideritis hyssopifolia.
	Silene acaulis.
	— rupestris.
	— angustifolia.
	— saxifraga.
	— quadrifida.
	— nutans.
	— italica.
B L	Sisymbrium pinnatifid.
M	— strictissimum.
L	— tanacetifolium.
	Soldanella alpina.
G	Solidago alpestris.
G	— minuta.
A	Sorbus hybrida.
A	— scandica
A G	— aucuparia.
A G	— aria.
S	Soyeria montana.
B	Sparganium affine.

A G	Spergula saginoides.
G	— glabra.
A G	Spirœa aruncus.
A G	— filipendula.
	— ulmaria.
B M	Statice armeria.
G	Streptopus amplexifol.
G	Tamus communis.
	Teucrium montanum.
A G	Thlaspi alpestre.
A	— perfoliatum.
A	— Villarsianum.
G	— saxatile.
B G	— rotundifolium.
G	— virgatum.
G	Thalictrum aquilegifol.
L	— angustifolium.
L	— odoratum.
A	— elatum.
A	— calcareum
G	Thesium pratense.
G	— linophyllum.
A G	— alpinum.
A	— divaricatum.
G	Tofieldia palustris.
A G B	Tozzia alpina.
B	Trifolium alpinum.
A	Trifolium Thalii.
A G	Trollius europœus.
G	Tulipa sylvestris.
S G	Tussilago alpina.
G S	Vaccinium uliginosum.
	— myrtillus.
	— vitis idæa.
G A	Valeriana montana.
A	— tuberosa.
G	— saliunca.
G	— tripteris.
	Veratrum album.
G	— lobelianum.
A S	Verbascum Chaixi.
	Veronica Allionii.
	— alpina.
	— aphylla.
	— bellidioides.
	— serpyllifolia.
G	Vicia Gerardi.
	Viola calcarata.
	— lutea,
G	— mirabilis.
G	— alpestris.
G	— biflora.
G	— sylvatica.
L	Voodsia hyperborea.

TABLE.

PREMIÈRE PARTIE.

Eaux minérales du département de l'Isère.

CHAPITRES.

SECONDE PARTIE.

Itinéraire dans les montagnes dauphinoises.

CHAPITRES.

CHAPITRES.

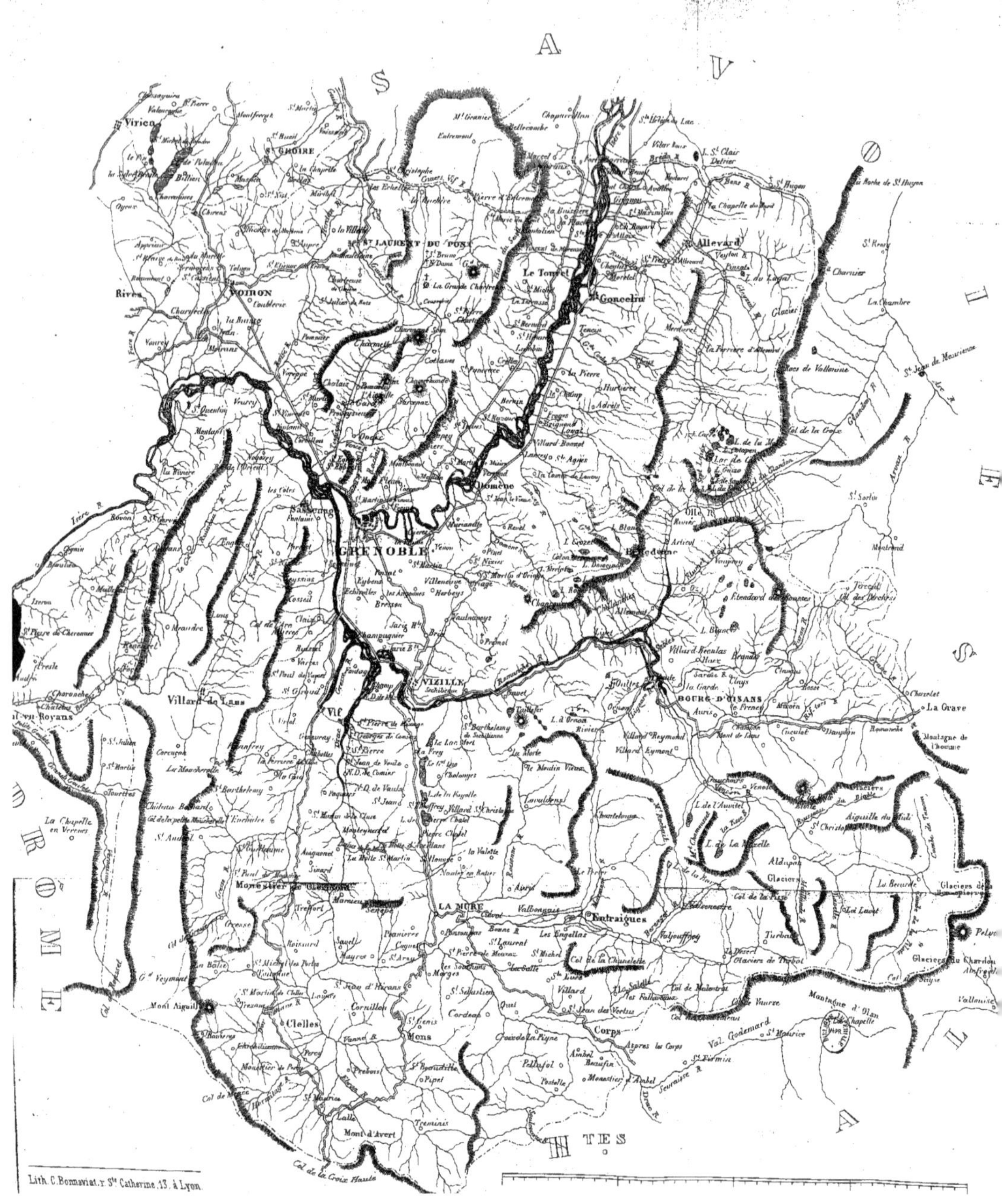

S A V O I E
D R Ô M E
TES
Virieu
St GEOIRE
St LAURENT DU PONT
La Grande Chartreuse
Rives
VOIRON
Le Touvet
Goncelin
Allevard
Domène
Sassenage
GRENOBLE
Vif
VIZILLE
Villard de Lans
Monestier de Clermont
LA MURE
Entraigues
BOURG D'OISANS
La Grave
Clelles
Mens
Corps
Val Godemard
Lith. C. Bonnaviat, r. Ste Catherine, 13, à Lyon.

www.ingramcontent.com/pod-product-compliance
Ingram Content Group UK Ltd.
Pitfield, Milton Keynes, MK11 3LW, UK
UKHW012150240726
13966UKWH00001B/236